简单易学治病药茶

JIANDAN YIXUE ZHIBING YAOCHA

饮食疗法治未病系列

编著 张俊莉

西安交通大学出版社
XI'AN JIAOTONG UNIVERSITY PRESS

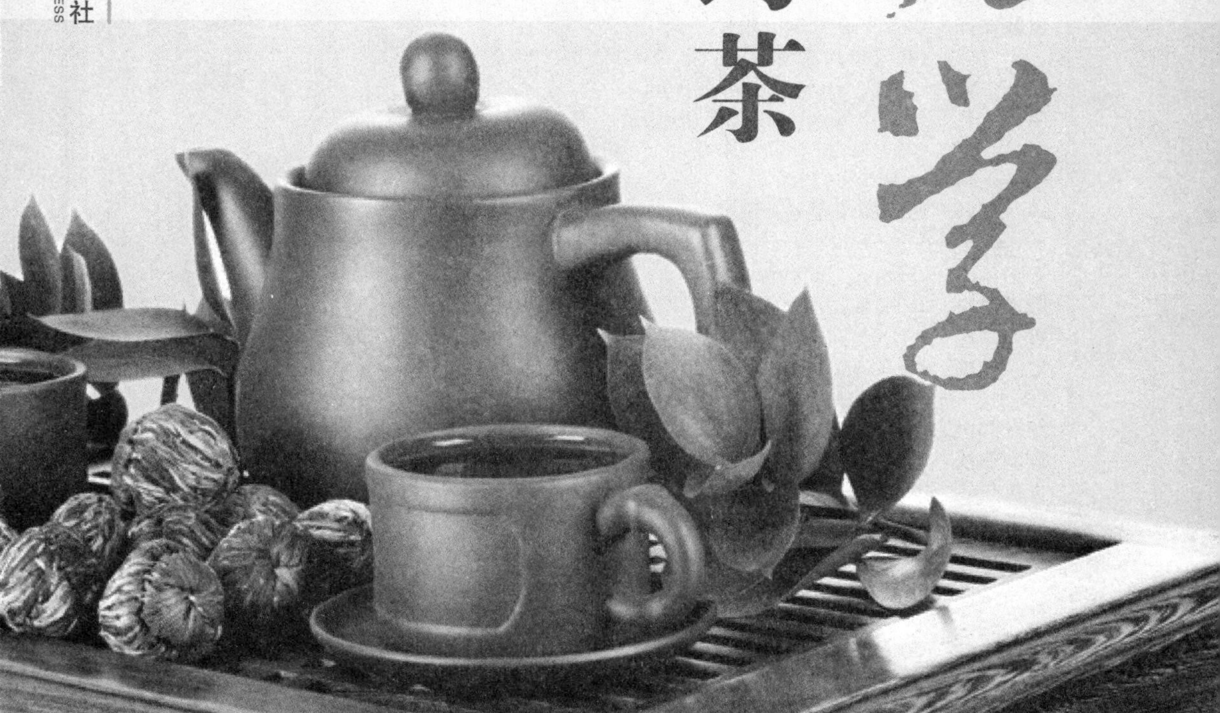

图书在版编目(CIP)数据

简单易学治病药茶/张俊莉编著. —西安:西安交通大学出版社,2015.7
(饮食疗法治未病)
ISBN 978-7-5605-7594-0

Ⅰ.①简… Ⅱ.①张… Ⅲ.①茶叶-食物疗法
Ⅳ.①R247.1

中国版本图书馆 CIP 数据核字(2015)第 154477 号

书　　名 简单易学治病药茶
编　　著 张俊莉
责任编辑 赵文娟　郅梦杰

出版发行 西安交通大学出版社
(西安市兴庆南路 10 号　邮政编码 710049)
网　　址 http://www.xjtupress.com
电　　话 (029)82668357　82667874(发行中心)
(029)82668315(总编办)
传　　真 (029)82668280
印　　刷 西安明瑞印务有限公司

开　　本 727mm×960mm　1/16　**印张** 15.25　**字数** 184 千字
版次印次 2016 年 5 月第 1 版　2016 年 5 月第 1 次印刷
书　　号 ISBN 978-7-5605-7594-0/R·928
定　　价 29.80 元

读者购书、书店添货,如发现印装质量问题,请与本社发行中心联系、调换。
订购热线:(029)82665248　(029)82665249
投稿热线:(029)82668805　(029)82667663
读者信箱:medpress@126.com

前言 Preface

唐代茶圣陆羽在他的世界第一部茶叶专著《茶经》中写道："茶者，南方之嘉木也。"嘉乃美好、赞许之意。毫无疑问，最早发现茶的美好的人是值得赞许的。对于现代人来说，茶之所以美好，不仅在于国人饮茶的源远流长，而且在于茶有益于人的健康。明代李时珍《本草纲目》记载："茶苦而寒，最能降火，火为百病，火降则上清矣。温饮则火因寒气而下降，热饮则茶借火气而升散。"可见茶被作为药物来使用是无疑的。经过历代医学家不断完善和现代医学专家不断研究，目前饮茶已成为一种独特的保健方法——茶疗。

药茶，是用茶叶与药物（或食物）相合，或纯用味道平淡甘和的药物，用沸水冲泡或煎煮代茶饮用的各种养生和疗疾饮料的总称。药茶并非仅指单一的茶叶，它包括茶叶药用、药物代茶等内容。从唐朝开始，中医药书籍中所记载的药方，有相当一部分剂型是茶剂，但处方中并不含茶叶，只是使用饮茶的剂型与方式罢了。常言道"药有数，方无数"，除了历代医学典籍收载有众多的药茶方之外，还有许多药茶方以偏方和验方的形式传于民间，而随着人们对疾病的认识的提高，又出现了许多新的行之有效的药茶方。

本书是"饮食疗法治未病"系列丛书之一，作者在探究茶文化的基础上，介绍了源远流长的茶文化，各种茶类的性味、饮用之法，茶的种类及适用人群，使读者在受到茶文化的熏陶的同时，还能享受到健康生活的乐趣。更为重要的是本书还精心介绍了药茶的种类、制作方法，收录了常见疾病数百余种药茶配方等。本书所选药茶处方，具有取材便利、制作简易、安全有效、经济实用等特点，只要对证选方、灵活运用，就能取得较好的养生疗效，尤其适合于日常保健及常见病、慢性病的家庭调理及治疗。本书适用范围广泛，极具养生、保健价值，故可供广大群众、患者、医学工作者参考使用。

编　者

2016 年 4 月 8 日于西安

目录 contents

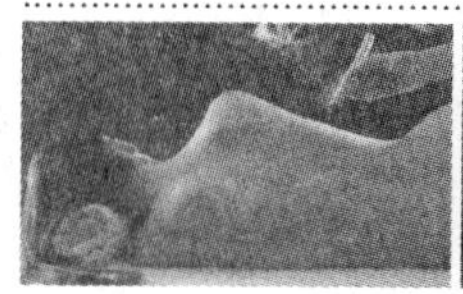
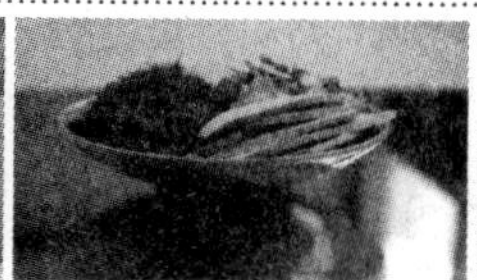
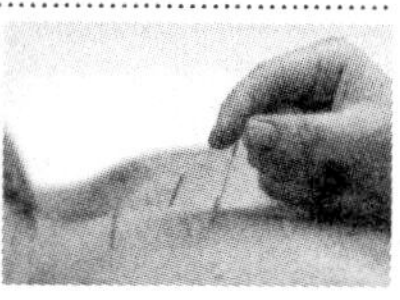

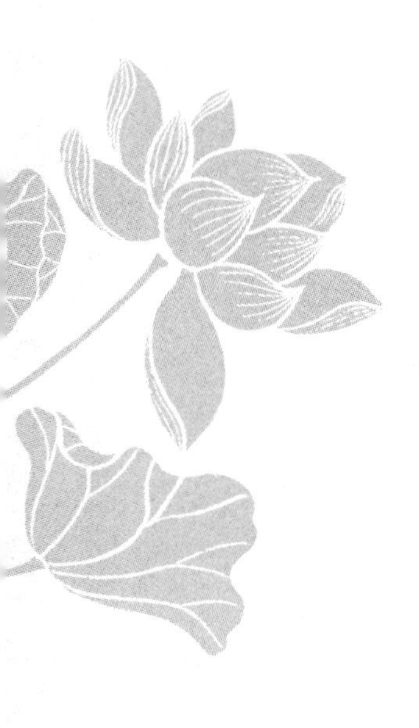

第一章 茶是人类的好朋友

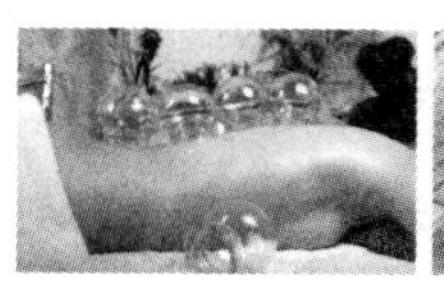
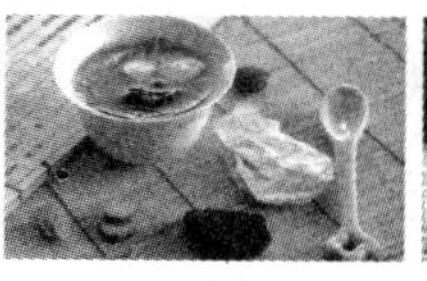
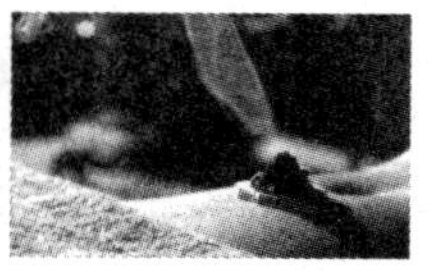

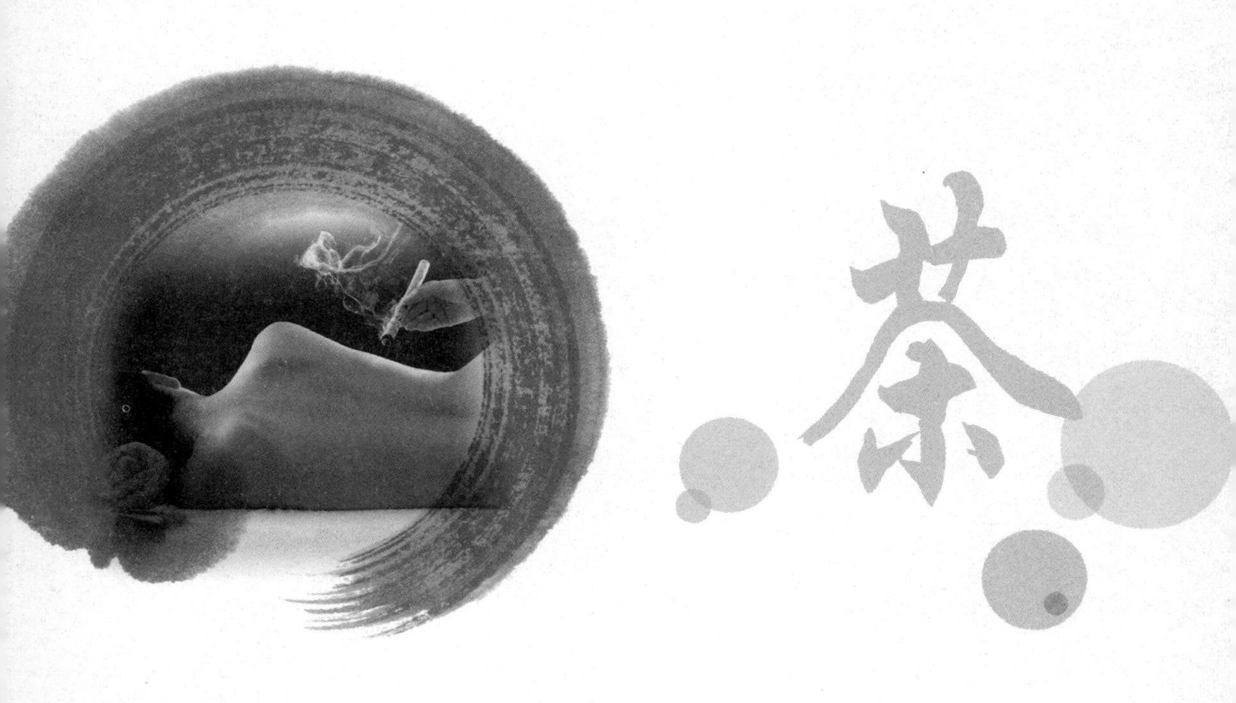

中医对饮茶养生的认识

饮茶养生是中医饮食养生法之一，也是生活中许多人最喜欢的补水方式之一，是国人生活中的习惯和爱好。所以茶也就成为历代中医和营养师研究的主要内容之一。李时珍在《本草纲目》中对茶叶性能的分析是："茶苦而寒，最能降火……火降则上清矣。"《随息居饮食谱》谓茶："清心神，醒酒除烦；凉肝胆，涤热消痰；肃肺胃，明目解渴。"《本草拾遗》说："诸药为各病之药，茶为万病之药。"而历代"本草"一类医著在提及茶叶时，均说到它有止渴、清神、消食、利尿、治咳、祛痰、明目、益思、除烦去腻、驱困轻身、消炎解毒等功效。现代中医学理论同样认为茶叶味苦，性甘、凉，有生津止渴、清热解毒、祛湿利尿、消食止泻、清心提神之功效，能上清头目，中消食滞，下利二便的功效。但由于茶叶的产地不同，制法不同，所以茶叶的性味和功效也不同，茶叶的寒热、温凉也就有了差异，一般习惯上依据加工制作方法的不同和品质上的差异，将茶叶分为绿茶、红茶、青茶（乌龙茶）、黑茶、黄茶和白茶六大类。由于不同的茶叶功用不同，所以选择茶叶饮用要因人而异，才能达到养生保健的效果。

茶水是延年益寿的法宝

茶水是中老年人防病治病、延年益寿的法宝。人们通过对茶叶进行分析，发现茶叶中所含化学成分近 400 种，其中主要有茶多酚类（茶单宁）、脂肪、食物纤维、碳水化合物、蛋白质、多种氨基酸、多种维生素以及多种微量元素等。维生素 E 是当今世界上公认的延年益寿佳品，但据有关资料报道，茶多酚的抗衰老作用比维生素 E 还强。茶多酚可消除自由基对细胞的危害，可抑制细胞的突变及癌变，增强机体的免疫功能。此外茶叶尚富含多种维生素及微量元素，亦有防治老年常见心血管病及预防癌症的双重功效。历代科学研究证实茶确实是长寿健康之品，同时在我国几千年来一直就有用茶治病，延年益寿的记载。现代医学研究也证实：茶叶有加强毛细血管的韧性和促进甲状腺功能的作用；可降低血清胆固醇浓度和调整胆固醇与磷脂的比值，从而防治动脉硬化，增强心室收缩，加快心率，使心脏机能得到改善。茶对伤寒杆菌、痢疾杆菌、金黄色葡萄球菌和绿脓杆菌等，均有较强的抑制作用。可以说茶的好处是说不尽的，要想延年益寿，生活中不要忘记饮茶。

该知道的茶水冲泡方法

（1）泡茶要用好水。泉水为上，江河水一般，井水为下。城市自来水含有氯气（漂白粉），需静置 24 小时去氯气，然后再用为好。因为水

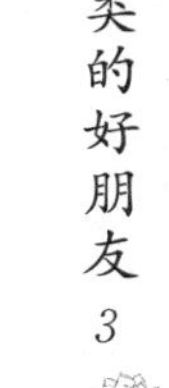

质能直接影响茶汤的品质，古人曾云“茶性发于水，八分之茶，遇十分之水，茶亦十分矣；八分之水，遇十分之茶，茶只八分”。说明水质对茶的滋味色香非常重要。从科学理论上讲，水的硬度能直接影响茶汤的色泽和茶叶有效成分的溶解度，水的硬度高，则茶水色黄褐而味淡，甚至会味涩以致味苦。

(2)泡茶对水温有要求。控制水温是泡茶的关键。概括起来，烧水要大火急沸，刚煮沸起泡为宜。因为水温通过对茶叶有效成分溶解程度的作用来影响茶汤滋味和茶香。泡茶的水温，红茶、绿茶、花茶以85℃的开水为宜，高级细嫩名优茶以80～85℃为上。茶叶越嫩绿，水温应越低。水温过高，易烫熟茶叶，茶汤变黄，滋味较苦；水温过低，则香味较淡。至于中低档绿茶，则要用100℃的沸水冲泡。如水温低，则渗透性差，茶味淡薄。此外需说明的是，水温通常是指将水烧开后再冷却后的温度；若是处理过的无菌生水，只需烧到所需温度即可。

(3)茶叶与水比例应适当。茶叶与水的比例并没有统一标准，视茶具大小、茶叶种类和各人喜好而定。一般来说，冲泡绿茶，茶与水的比例大致是1∶60～1∶50。至于冲泡次数，高档茶2～3次，一般茶冲泡2～4次。

生活中科学喝茶的禁忌

饮茶水对人体健康有益，但健康人饮茶水也有禁忌。李时珍晚年时曾谈及饮茶体会云：“早年气盛，每饮新茗，必至数碗，轻汗发而肌骨清，颇觉痛快。中年胃气稍损，饮之即觉为害，不痞闷呕恶，即腹冷洞泄。”可见饮茶一定要根据体质变化，量力而行。古人说：“空腹饮茶心里慌，隔夜剩茶伤脾胃，过量饮茶人黄瘦，淡茶温饮保年寿。”可以说是饮茶经验的总结，饮茶禁忌虽为生活中之细节，但科学合理的饮茶，确是中老年人必备之知识，而且对中老年人养生保健、延年益寿有至关重要的意义。生活中需要特别注意以下几点。

(1)忌用浓茶解酒。科学家经过研究表明，人喝酒后80%的酒精由肝脏将其逐渐分解成水和二氧化碳并排出体外，从而起到解酒作用。这种分解作用一般需2～4个小时，如果酒后立即饮茶，会使酒中的乙醛通过肾脏迅速排出体外，而使肾脏受到损伤，降低肾脏功能。同时，过多饮茶，摄入水量过多，也会增加心脏和肾脏的负担，对于患有高血压病或心脏功能欠佳的人，会引起相反的效果。况且酒中的酒精对心血管的刺激性本来就很大，而浓茶同样具有兴奋心脏的作用，两者双管齐下，更增加了对心脏的刺激，这对于心脏功能欠佳的人来说，其后果是可想而知的。

(2)不宜饮生茶。所谓生茶是指杀青后不经揉捻而直接烘干的烘青绿茶。这种茶的外形自然绿翠，内含成分与鲜叶所含的化合物基本相同，低沸点的醛醇化合物转化与挥发不多，香味带严重的生青气。老年人饮了这种生茶，对胃黏膜的刺激性很强，饮后易产生胃痛；青年人饮后也会觉得胃部不适，即通常所说的刮胃。误购了这种生茶，最好不要直接泡饮，可放在无油腻的铁锅中，用文火慢慢地炒，烤去生青气，待产生轻度栗香后即可饮用。

(3)饮茶忌过多。过多地饮茶，摄入水量太多，会加重心脏和肾脏的负担；饭前、饭后大量饮茶会冲淡胃液，影响消化功能。老年人多便秘，茶叶泡煮太久，因其析出鞣酸过多，不但影响食欲，而且会加重便秘。所以，我们饮茶应以清淡为宜，适量为佳，遵循即泡即饮的原则。

(4)忌喝过于新鲜的茶。所谓新茶是指采摘下来不足一个月的茶叶，这些茶叶由于没有经过一段时间的放置，有些对身体有不良影响的物质，如多酚类物质、醇类物质、醛类物质，还没有被完全氧化，如果长时间喝新茶，有可能出现腹泻、腹胀等不舒服的反应。太新鲜的茶叶对患者来说更不好，像一些患有胃酸缺乏的人，或者有慢性胃溃疡的老年患者，他们更不适合喝新茶。新茶会刺激胃肠黏膜，产生肠胃不适，甚至会加重病情。所以说过于新鲜的茶不是最好的茶。

(5)睡前忌饮茶。几乎每个人睡觉时都会有某一种习惯，比如看会儿书，或者做些运动，或者少吃点食品再进入梦乡。但是，有些习惯很可能对睡眠造成不良影响，譬如睡前喝茶。因为浓茶中含大量咖啡因、茶碱，对心脏有兴奋作用，能引起心跳加快，甚至早搏、失眠。因此主张睡前最好不要喝茶，以免影响睡眠。

(6)不要在饭前饭后饮茶。饭前饮茶水会稀释胃肠中的消化液，从而引起胃肠的消化不良，长期会导致胃肠疾病。饭后饮茶，茶叶中的鞣酸极易与蛋白质等营养物结合成沉淀物，既不利于营养物的摄取，又可能形成结石。过量饮茶会造成体内维生素 B_1 的缺乏，从而使人食欲不振，神经过敏，易于疲劳。

(7)忌用茶水送服药物。有人为图一时方便，随意用茶水送服药物，这是非常不科学的。因为茶叶中的许多成分能和药物产生化学反应，轻者会使药效大大降低或完全失效，重者可产生严重不良反应。例如服用鲁米那、安定、眠尔通等镇静安眠药物时，不宜饮茶。因茶中含有具有兴奋作用的咖啡因和茶碱，能减弱药效。服用碳酸氢钠时，不能用茶水送药。因茶水中含有鞣酸，能与碳酸氢钠互相作用，使其失效。服用潘生丁时切忌饮茶，因茶中咖啡因有对抗药物的作用。另外，茶中鞣酸还会与黄连素、乳酶生、多酶片、胃蛋白酶、硫酸亚铁、红霉素等药物作用，形成难溶解沉淀物，影响药物吸收。像这种情况还有许多，譬如痢特灵、优降灵等药物同样不能与茶水同服。两者的协同作用，使患者出现严重失眠或高血压。值得一提的是许多中药，如人参、黄连、黄柏、麻黄、元胡等，也是不能与茶水同服，以免降低药效。由此可见服用药物还是少用茶水送服为宜。

小贴士

沏茶忌用保温杯。保温杯可以较长时间保持水的温度，很受人欢迎，但用保温杯沏茶却不宜。因为茶叶中含有大量鞣酸、茶碱、芳香油和多种维生素，如果用保温杯沏茶，必然使茶叶长时间浸泡在高温、恒温的水中，就如同用文火煮茶叶一般。这样，茶叶中的大量维生素就会被破坏，芳香油大量挥发，鞣酸、茶碱被大量浸出，大大降低了茶的营养价值，还会使茶水无香气，甚至苦涩。所以，用保温杯沏茶不妥。

人为什么不宜过量喝浓茶

茶有提神醒脑、促进消化、有益健康的作用，与人们的生活密切相关。然而，如果饮茶过浓，就会伤害身体。尤其是对于中老年人来说，注意饮茶的浓度对保护自己的身体健康尤为重要。一般来说，中老年人经常性地大量饮用浓茶容易出现很多身体不适症状。

(1)喝浓茶易造成胃部不适。比如说容易造成胃液稀释，不能正常消化。一个人每天正常分泌胃液是1.5～2.5升，这些胃液能够对一个人每天所摄取的食物进行合理消化。当大量饮用浓茶后就会稀释胃液，降低胃液的浓度，使胃液不能正常消化食物，从而产生消化不良、腹胀、腹痛等症状，有的甚至还会引起十二指肠溃疡。

(2)喝浓茶易产生便秘症。茶叶中的鞣酸不但能与铁质结合，还能与食物中的蛋白质结合生成一种不易消化吸收的鞣酸蛋白，导致便秘症

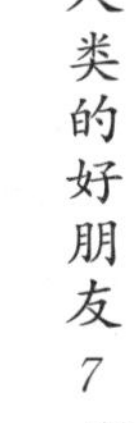

的产生，对于患有便秘症的老年人来说，喝浓茶可能会使便秘更加严重。

(3)喝浓茶易使血压升高。饮浓茶与吸烟、饮酒和饮咖啡一样是引起血压升高不可忽略的因素，尤其是饮茶量大且爱饮浓茶的人群。经临床观察，饮浓茶可使血压升高，这可能与茶叶中含有咖啡因等活性物质有关。在日常生活中有些人饮茶后会头晕头痛，这也许是血压升高的缘故。另外过量喝浓茶能加重心脏负担，产生胸闷、心悸等不适症状。

所以说凡事应有度，喝茶也一样。饮淡茶可以养生，饮浓茶则有损健康。为了达到饮茶养生保健延年益寿的目的，饮茶应以“弃浓择淡”为好。

小贴士

对于糖尿病患者来说，注意饮茶的浓度对保护自己的身体健康尤为重要。一般来说，糖尿病患者经常性地大量饮用浓茶容易出现很多身体不适症状。糖尿病患者喝浓茶易产生便秘，茶叶中的鞣酸不但能与铁质结合，还能与食物中的蛋白质结合生成一种不易消化吸收的鞣酸蛋白，导致便秘的发生。对于患有便秘症的糖尿病患者来说，喝浓茶可能会使便秘更加严重。糖尿病患者喝浓茶易使血压升高，饮茶与吸烟、饮酒和饮咖啡一样是引起血压升高不可忽略的因素，尤其是饮茶量大且爱饮浓茶。经临床观察，饮浓茶可使血压升高，这可能与茶叶中含有咖啡因等活性物质有关。另外，过量喝浓茶能加重心脏负担，会产生胸闷、心悸等不适症状。

常见慢性病患者喝茶的宜忌

健康人喝茶有禁忌，患病的人喝茶更是有禁忌。比如患有失眠、紧张性偏头痛、癫痫、更年期综合征、神经官能症者，最好不要饮茶，尤其是浓茶。患有心脑血管症者，饮茶宜清淡，糖尿病患者更要慎之又慎。缺铁性贫血患者，应禁止饮茶。

(1)胃肠疾病患者宜喝红茶。中医认为红茶性味甘温，可补益身体，善蓄阳气，生热暖腹，增强人体对寒冷的抗御能力。由于红茶有暖胃益脾的作用，所以适合虚寒性体质的人饮用，而胃肠疾病患者大多有脾胃虚寒的问题，所以有胃肠疾病的人最好饮用红茶，尤其在寒冷的冬季饮用甘温的红茶是最适宜的。

(2)糖尿病患者宜用凉开水泡茶。“用凉开水泡茶可降血糖”有没有科学依据呢？答案是有的。据日本科学家分析，在茶叶中既含有能促进胰岛素合成的物质，又含有能去除血液中过多糖分的多糖类物质。这种多糖类物质在粗茶叶中含量最高，绿茶其次，红茶最低。由于多糖类耐热性不强，用热开水浸泡，易使其遭到破坏，所以必须用凉开水浸泡才能发挥其作用，用无菌的矿泉水浸泡效果更好。

用凉开水泡茶叶防治糖尿病的方法，近年在国外也十分盛行。日本药学研究人员让1000多位糖尿病患者饮用半年凉开水泡的茶水后进行诊断，发现其中80%的人病情明显减轻。除了凉开水泡茶以外，还可以用矿泉水泡茶，其药效更好。用凉开水泡茶的具体做法是，每天可取粗茶10克，用凉开水浸泡5个小时，每次饮50～150毫升，每天3次，一般坚持饮40～60天，即可收到效果。可见用凉开水泡茶降血糖还是生活中花钱少能治病的一种妙法。

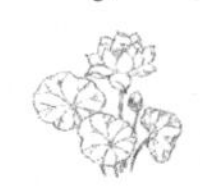

小贴士

女性喝绿茶得特别注意。绿茶对人体健康起着非常重要的作用，不过，再好的食物也存在一定的饮食禁忌。对于月经期的女性来说，喝绿茶不仅不会有利于健康，还可能给身体带来一定的麻烦。经期女性面临着大量的血液流失，与此同时，人体合成血红蛋白的重要元素——铁，也随着血液一起流失掉了。据研究，除了人体正常的铁流失外，女性每次月经期还要额外损失 18～21 毫克的铁。因此，我们常提倡女性在此时多补充些含铁量丰富的食物，如黑木耳、猪肝等，以免造成缺铁性贫血。但是，如果月经期间饮用绿茶，这些努力就会前功尽弃。因为绿茶中含有较多的鞣酸，会与食物中的铁分子结合，形成大量沉淀物，妨碍肠道黏膜对铁分子的吸收。研究表明，绿茶越浓，对铁吸收的阻碍作用就越大，特别是餐后饮茶更为明显。因此，女性及患有贫血的人，即使在平时，也最好少喝浓茶。其次，女性月经期常常会有大便秘结的症状。据研究，这与黄体激素分泌有关。绿茶中较多的鞣酸也会加重便秘症状，因为鞣酸具有收敛作用，可使肠蠕动减慢，进而导致大便滞留在肠道。第三，女性月经期间，由于神经内分泌调节功能的改变，常伴有不同程度的精神紧张、头痛、乳房胀痛等反应。要避免这些反应，应控制自己的情绪，不要让精神过于亢奋。然而，茶中的咖啡因、茶碱等物质却具有使人兴奋的作用，会加重痛经、头痛、腰酸等经期反应。

（3）缺铁性贫血患者忌喝茶。贫血患者饮茶，尤其是饮用浓茶会使贫血症状加重，因为食物中的铁，是以三价胶状氢氧化铁形式进入消化道的。经胃液的作用，高价铁转变为低价铁（二价铁）才能被吸收。可是茶中含有鞣酸，饮后易形成不溶性鞣酸铁，从而阻碍了铁的吸收，使病情加重。所以贫血患者不宜饮茶。

生活中茶的种类及饮用方法

我国有着悠久的产茶历史，并逐渐形成辽阔的产茶区域，拥有众多的茶树品种和丰富的采制经验。由于茶叶的产地不同、制法不同，所以茶叶的性味和功效就有了一定的区别。一般习惯上依据加工制造方法的不同和品质上的差异，将茶叶分为绿茶、红茶、青茶（乌龙茶）、黑茶、黄茶和白茶六大类。

（1）绿茶。绿茶属于不发酵茶，所以此类茶叶内的天然物质，如茶多酚、咖啡因及大部分维生素都能得以保存，它还含丰富的维生素 C。医学研究还发现，在降低人体胆固醇含量方面，喝绿茶较服用昂贵的药品更有效。喝起来清而涩的绿茶，可降低人体胆固醇含量，还能显著降低血液中甘油三酯，可以预防和缓解脂肪肝、高脂血症、动脉粥样硬化症以及心血管病等。

饮用绿茶以淡茶为宜。若兼服降脂药物，则忌用茶水送服，以免药物失效。绿茶是许多慢性病患者的常饮茶种，但高脂血症患者若伴有严重心脏病、肾病者，只宜少量、间歇、缓饮，不可“豪饮”。若饮茶太多，入水量太大，会增加心脏或肾脏的负担。总之，饮用绿茶应以适量为宜，即泡即饮，饭后少饮，睡前不饮，有并发症者慎饮。

西湖龙井是绿茶的代表品种。杭州是我国七大古都之一，西湖龙井茶区位于三面环山的自然屏障的独特小气候中，自古是文人墨客留

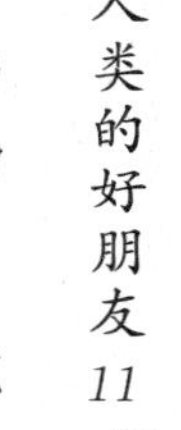

恋之处。宋代诗人苏东坡曾有“欲把西湖比西子,从来佳茗似佳人”的赞美诗句。龙井茶加工方法独特运用“抓、抖、搭、拓、捺、推、扣、甩、磨、压”十大手法。特级龙井茶扁平光滑挺直,色泽嫩绿光润,香气鲜嫩清高,滋味鲜爽甘醇,叶底细嫩呈朵。西湖龙井茶不仅汇茶之色、香、味、形“四绝”于一身,而且集名山、名寺、名湖、名泉和名茶于一体,构成了世所罕见的独特而骄人的龙井茶文化。

(2)青茶。青茶是由新鲜的茶叶经过晒青、晾青、摇青、杀青、揉捏、干燥等工艺制得的茶叶。青茶汤色清澈金黄,既具有绿茶的清香和花香,又具有红茶的醇厚的滋味,是很多中老年人常喝的茶料,如铁观音、黄金桂、铁罗汉、乌龙茶等。青茶属于半发酵茶,综合了绿茶及红茶的制法,品质介乎于绿茶和红茶之间。青茶性味不寒不热,能消除人体内的燥热,达到清燥生津之功效。一般主张秋天饮用青茶。乌龙茶是常饮的青茶之一。以该茶的创始人(清代苏乌龙)而得名。青茶是中国诸大茶种中特色鲜明的种类,往往是“茶痴”的最爱。

(3)红茶。新鲜的茶叶经过萎凋、揉捻、发酵、烘干等工艺制得的茶为红茶。这种茶属全发酵茶,在制茶过程中茶叶内的儿茶素、咖啡因及茶黄素产生化学反应,所以令红茶具有香浓味醇的特征。我国红茶的主要品种有:安徽的祁红、云南的滇红、四川的川红、福建的闽红、江西的宁红等。尤其是祁红(祁门红茶的简称)在国际上享有极高的声誉。中医认为,红茶性味甘温,可补益身体,善蓄阳气,生热暖腹,增强人体对寒冷的抗御能力。安徽的祈门红茶是人们经常饮用的红茶,产地位于安徽省最南端的祁门县。由于此茶制作工序复杂,工作时需聚精会神。所以人们称“祁门红茶”为“工夫茶”,这是对茶农辛勤劳动的正确评价。它以条索苗秀的外形,清新持久的甜、醇和隽厚的滋味而驰名中外。

(4)黑茶。黑茶因茶色黑褐而得名。黑茶采用较粗老的原料，经过杀青、揉捻、渥堆、干燥等工序加工而成。黑茶属于后发酵茶，是我国特有的茶类，其成茶多压制成型，如常见的有砖茶、饼茶、沱茶等。黑茶的主要品种有云南普洱茶、湖南黑茶、湖北佬扁茶、四川边茶、广西六堡散茶等。其中云南普洱茶古今中外久负盛名，其药理功用古书早有记载。经现代医学研究证实，普洱茶有三大功能：其一，止渴、提神、醒酒；其二，消食化痰，清胃生津；其三，防癌抗癌。黑茶内的单宁酸含量较高，故有消滞、生津及清理肠胃的作用，适宜于饭后饮用，如果吃得过饱，用它来消滞最好不过。它性质较温和，适合男女老少四季饮用，是中老年人喜欢饮用的茶品。此外，现代医学还发现，黑茶对抑制腹部脂肪的增加有明显的效果。

(5)白茶。白茶因其成茶外表披满白色茸毛，呈白色隐绿，故名白茶。其主要品种有白牡丹、白毫银针、贡眉、寿眉等。白茶在制作时只经过萎凋和晾干两个过程，属于不发酵茶。其性清凉、平缓、味甘甜。白茶能清除燥热，性质与绿茶相似，但不及绿茶般寒凉，于夏天饮用有退热降火之功效，为夏季消暑佳饮。寿眉能化痰，适合中老年人饮用。

(6)黄茶。黄茶为轻发酵茶，基本制作工艺流程同绿茶，在制作过程中加以闷黄，因其叶色变黄而得名，其特点为黄汤黄叶。君山银针、温州黄汤、霍山黄芽、广东大叶青等是黄茶的主要品种。黄茶性凉、微寒，适合胃热者饮用。

花茶的概念、种类和功用

花茶是集茶味之美、鲜花之香于一体的茶中珍品。“花引茶香，相得益彰”，它是利用烘青毛茶及其他茶类毛茶的吸味特性和鲜花的吐香特性的原理，将茶叶和鲜花拌和窨制而成。花茶的种类非常多，制作方

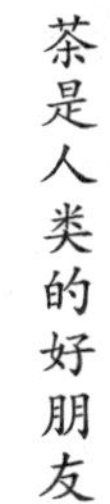

法也不尽相同，可在绿茶中加入茉莉、菊花、兰花、桂花、玫瑰花、金银花等花朵。一般来说，越高级的花茶所选用的花朵量越少，但却丝毫不影响其花香及茶香。花茶集绿茶和鲜花的优点于一体。其性温凉，益脾安神，芳香开窍。春饮花茶，可散发积聚在人体内的冬季寒邪，促进体内阳气生发。夏饮花茶，可消除燥热，生津止渴，更有消暑作用。若感到情绪低落或郁闷，不妨喝一些花茶来开窍解闷、排忧解郁。

高档花茶的泡饮，应选用透明玻璃盖杯，取花茶 3 克，放入杯里，用初沸开水稍凉至 90℃左右冲泡，随即盖上杯盖，以防香气散失。2～3 分钟后，即可品饮，顿觉芬芳扑鼻，令人心旷神怡。

花茶之中以茉莉花茶最为有名。这是因为，茉莉花香气清婉，入茶饮之浓醇爽口，馥郁宜人。茉莉花茶还具有多种药效，如：降血压、镇定、消除疲劳等。日本科研人员最新研究发现，茉莉花茶的香气具有镇静作用，能使人提高工作效率。人闻了茉莉花茶的香气，进行简单心算的正确率能提高 10％，计算时心跳加快的现象也能得到抑制。

需要指出的是，花茶虽好，但不可随便饮用。因为许多“花茶”具有药用价值，与其他中药一样，都有一定的适应人群，必须在医生的指导下使用。如双花具有清热解毒、消肿止痛功效，但脾胃虚弱者不宜常用；红花具有活血化瘀的作用，但若用法不当，会造成“经血不止”或心脑血管疾病，尤其是孕妇会导致流产。在决定长期饮用前，最好能找中医咨询，以免保健不成反致病。比如人们常饮的菊花茶，虽然具有清热解毒作用，但对中医所指的阳虚体质就不太合适。其实“花茶”偶尔饮饮无妨，但几乎所有的“花茶”都不能长期大量随意饮用，应根据人的具体情况，在医生的指导下科学选择。

小贴士

吃饭的时候身体会发热，这是因为吸收食物时，通过自律神经的作用而释放出了热量。这种饭中饭后发生的散热现象被称为“食饵性体温发生”，这种功能越强的人，吃下去的东西燃烧得也就越快，很难以脂肪的形式在体内堆积。茶有促进食饵性体温发生的作用，而其中效果最好的就是普洱茶。让血液中中性脂肪含量较多的患者连续3～10个月饮用普洱茶，结果发现其中70%的人，其血液中的中性脂肪量和体重都下降了。尤其是对吸收腹部内脏周边的脂肪最有效果。普洱茶最好在饭后饮用，每天喝1000毫升最为理想。虽然效果因人而异，但自律神经较活跃的人，一般一星期后体重就会有所变化。普洱茶具有同中药相同的效果，可将体质调节到最佳状态。也就是说，饮普洱茶不用担心瘦得太厉害。

经常喝茶有益于美容吗

茶叶中含有维生素E和维生素C，能显著减少活性氧的产生，加速细胞的新陈代谢，减少因紫外线及污染而产生的游离自由基，防止毒素侵袭肌肤细胞并有效杀菌排毒，使肌肤美白柔嫩。可以使用含茶叶成分的保养品，也可以每天坚持喝两杯茶叶饮品，或者干脆直接嚼服茶叶，都可达到排毒美颜甚至瘦身的功效。另外，茶叶所含的丹宁、儿茶

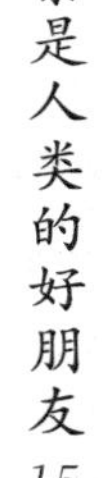

素、维生素C、维生素E等成分，皆具有抗氧化的作用，能使肌肤更紧实而有弹性。对于爱美女性来说与其买那些贵得离谱的化妆品，不如领略一下茶叶的奇妙红润去黄作用，它有丰富的维生素C、咖啡因、茶氨酸，能抗氧化、中和游离自由基，帮助去除黑斑、皱纹、雀斑。另外提供一个小秘方：想要让皮肤容光焕发，仅仅喝茶是不够的。将茶叶渣滓当成面膜那样敷在身体的各个部位，比用化学方法制成的绿泥更有用。另外，对于追求健康的人还应常饮用具有排毒养颜作用的美容茶。

喝茶水能防皮肤癌的发生

有资料报道说，多喝茶水能防皮肤癌。国外科学家称，经常喝红茶可以预防皮肤癌，可以使患皮肤癌的概率大大减少，如果在红茶中添加柑橘类水果的皮，患皮肤癌的概率则可更低。也有研究人员发现，绿茶在预防皮肤癌方面更具有优势。研究人员将绿茶的提取成分涂在皮肤表面，然后使它暴露在有害的紫外线下，结果证明绿茶可以有效地预防晒斑的形成。也就是说不管是红茶还是绿茶，它们的抗癌作用主要来自于茶中的一种多酚类物质，这种茶多酚对某些化学致癌物质有很强的抑制作用。与此同时，茶多酚的抗氧化能力也很强，可有效地清除自由基，从而延缓皮肤衰老。

茶水煮饭能助人消化和减肥

茶水煮饭能助消化吗？回答是：能。茶水煮饭能防治消化不良，消除人体多余脂肪，这可能是许多家庭不曾试过的事情。事实上用茶水煮饭早在我国唐代的医书《本草拾遗》中就有记载，说茶水煮饭“久食令人瘦”，意思是说经常吃加有茶的饭菜，可以帮助消化，有效地分解脂肪，不致使人肥胖。其实，从现代医学的角度来看，茶水煮饭是有它一定的道理的。医学专家认为，茶叶煮饭，之所以能助消化，消脂减肥，是因为茶叶中多酚类物质能促进消化酶的生成，有利于脂肪的分解。尤其是对于患有肠胃疾病、消化不良的人具有好处。用茶水煮饭的操作也很简单，与普通煮饭的实际区别在于是用水，还是用茶水。煮饭的茶水不能太浓，一般三口之家用 3 克左右茶叶就足够，浸泡 10 分钟就可以了。程序和一般煮饭的一样，把茶水倒进米锅，小火煮 20 分钟就可以等着开饭了。此法既方便又治病，有消化不良的人不妨一试。

日常茶水妙用治病小验方

茶水是普通百姓最易接受的补水方式，在生活中如能巧妙应用还能解除或防治许多常见疾病。以下是一些茶水的妙用举例。

（1）防龋。茶水中的氟可阻止牙齿在口腔酸性环境中脱磷、脱钙，故常用茶水漱口可防龋齿。

（2）除口臭。口臭或吸烟过多引起心慌、恶心，可用茶水漱口并饮用适量浓茶来解除。

（3）止牙龈出血。刷牙时牙龈易出血，可经常饮茶，因茶中富含维生素 C、铁质及止血成分，可使牙龈坚韧，毛细血管弹性增加，防止出血。

（4）口腔炎。浓茶含漱，每日 10 余次。

（5）防晕车晕船。乘车、船之前，准备一小杯温茶水，加 2～3 毫升酱油饮下，可防晕车晕船。

（6）止腹泻。茶中的鞣酸有收敛止泻作用，喝浓绿茶，可止腹泻。

（7）婴儿皮肤红肿。婴幼儿皮肤皱折处发炎红肿时可用绿茶叶水，放至适宜温度后给婴幼儿外洗。

（8）解乏。泡新茶一杯饮用，能较快地消除疲劳，恢复精力。

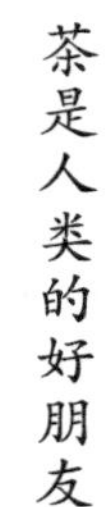

(9)解腻。过食油腻,胃肠不适者,可饮用较浓的热茶,如饮砖茶或沱茶解腻效果更好。

(10)降脂。胆固醇高并伴有心血管疾病者,每天饮茶水,能降低胆固醇,保护心血管。

(11)利尿。食欲不振、小便黄赤者可多饮用一些淡茶水。

(12)菌痢。细茶 10 克,生姜 5 克,红糖 30 克,沸水冲,待浓时 1 次服(约半碗),连服 2 次。

(13)羊水过多症。在临产前数周即酌饮红茶,早晚各 1 次,连续 7～20日,用红茶约 100 克。

(14)外感声哑。茶叶 3 克,盐 5 克(炒红),苏叶 3 克,水煎服。

(15)风寒感冒。红茶 6 克,生姜 10 克,水煎服。

(16)皮肤病。患有皮肤病的人,用茶水(红茶、绿茶、晒青茶均可)洗涤皮肤,经常坚持可使皮肤病缓解以至于痊愈。

(17)眼睛发炎。因燥热而引起的眼睛干燥、发红、眼皮红肿的患者,用晒青茶水洗涤后,将茶渣敷在眼眶上,连续数次,红肿消退,眼睛恢复正常。

(18)润肺。经常感到胸部燥热,每次晚饭后取茶叶 3 克左右泡在杯里,放入 1 勺蜂蜜,搅匀后服用,坚持数日,胸部燥热好转,起到止渴养血、润肺益肾的功效。

不同季节多数人宜饮用的茶

许多人只知道饮茶很有乐趣,而且对人体健康有益,却不知道不同季节饮什么茶大有讲究。祖国医学主张:春饮花茶,夏饮绿茶,秋饮青茶,冬饮红茶。

(1)春饮花茶。我国大部分地区是季风气候,春温、夏热、秋凉、冬寒，四季极为分明。在春天的日子里，春风复苏，阳气生发，给万物带来了生机，但这时人们却普遍感到困倦乏力，表现为春困现象。人喝花茶，能缓解春困带来的不良影响。花茶甘凉而兼芳香辛散之气，有利于散发积聚在人体内的冬季寒邪、促进体内阳气生发，令人神清气爽，可使“春困”自消。

（2）夏季饮绿茶。夏天骄阳高温，溽暑蒸人，人们出汗多，体内津液消耗大，此时宜饮龙井、毛峰、碧螺春等绿茶。绿茶味略苦性寒，具有消热、消暑、解毒、去火、降燥、止渴、生津、强心提神的功能。绿茶绿叶绿汤，清鲜爽口，滋味甘香并略带苦寒味，富含维生素、氨基酸、矿物质等营养成分，饮之既有消暑解热之功，又增添营养之效。

（3）秋季饮青茶。秋天天气干燥，“燥气当令”，常使人口干舌燥，宜喝乌龙、铁观音等青茶。青茶性适中，介于红、绿茶之间，不寒不热，适合秋天气候，常饮能润肤、益肺、生津、润喉，有效清除体内余热，恢复津液，对金秋保健大有好处。青茶汤色金黄，外形肥壮均匀，紧结卷曲，色泽绿润，内质馥郁，其味爽口回甘。

（4）冬季饮红茶。冬天气温低，寒气重，人体生理机能减退，阳气渐弱，对能量与营养要求较高。养生之道，贵于御寒保暖，提高抗病能力，此时宜喝祁红、滇红等红茶和普洱、六堡等黑茶。

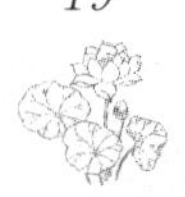

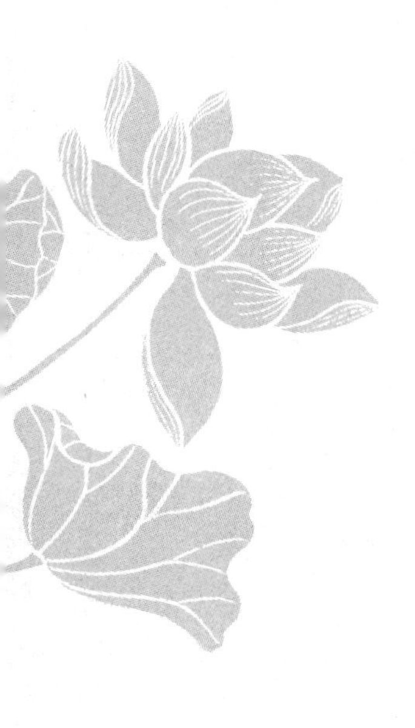

第二章
药茶养生也滋补

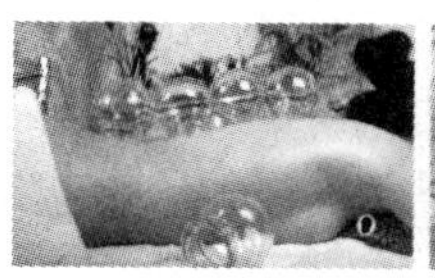
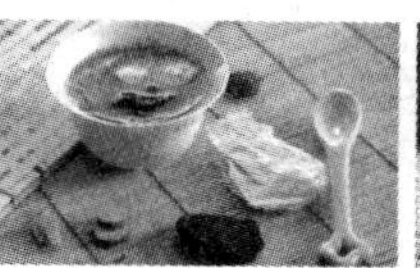
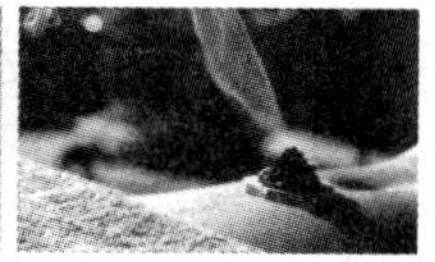

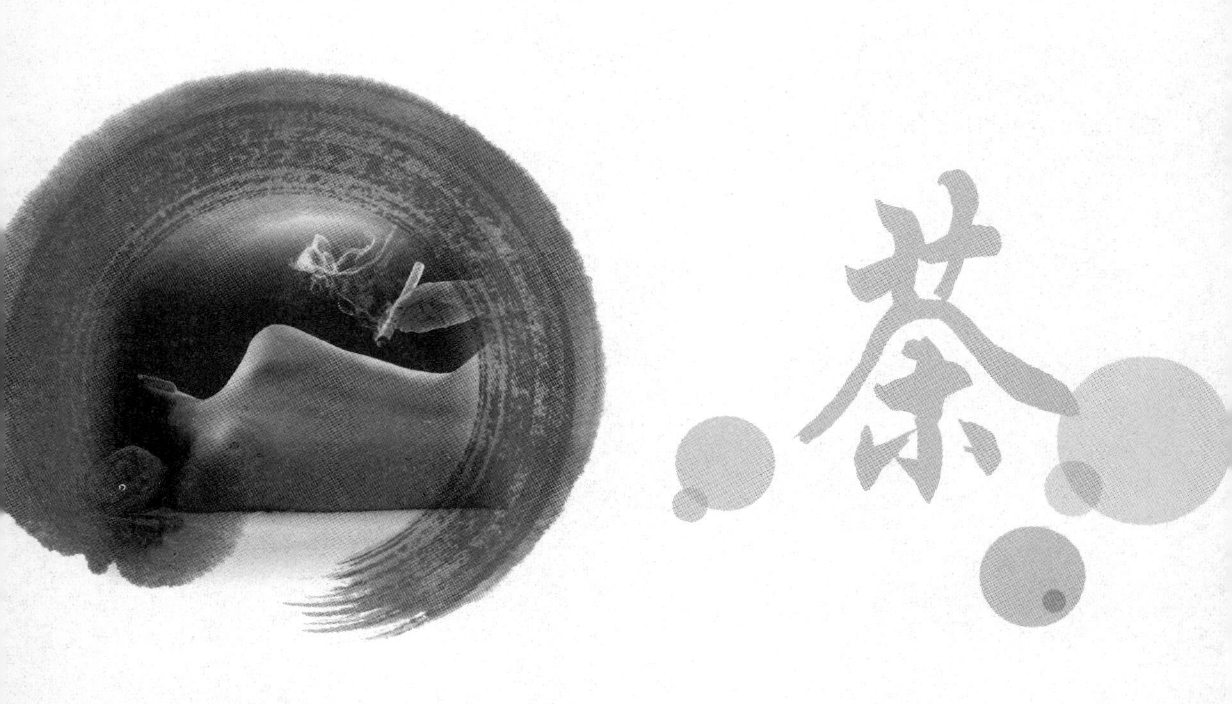

现代药茶的概念与作用

药茶是中医的传统治疗方法之一，有着悠久的历史。有的药茶是由茶或药物组成，经加工制成，是可供饮用的具有治疗作用的特殊饮料，它们既可供人们工作之余、饭后饮用解渴，又可以防治疾病，缓衰抗老。有的药茶是以"茶"的形式出现，与平时所说的茶饮不完全相同，可以说只是饮用形式相同。但不管药茶是以何种形式出现，从疗效上看，药茶的有效成分溶出量大，药液质量好，具有携带方便，冲泡饮用易于接受，便于长期饮用等优点。正由于药茶具有方便、有效、天然、节约的优点，而且既有针对性，又有灵活性，所以也就决定了药茶在临床运用上的广泛性，受到了人们欢迎。在中国的古代医籍里，有关药茶治病的方法随处可见。药茶一般作用持久而缓和，并无呆滞中焦脾胃之弊，还可以减少服药的精神负担，是一种既有汤剂之优点，又十分方便的剂型，有利于患者的调养和治疗。尤其是那种素有饮茶嗜好的患者，更容易接受。如果经常坚持饮用，辅以饮食疗法，可以达到治疗疾病和控制症状的效果。

了解药茶养生疗疾发展史

药茶是祖国传统医学宝库中一个重要组成部分，其应用历史非常悠久，历代医书中均有记载，最早记载药茶方剂的是三国时期的张揖所著的《广雅》："荆巴间采茶作饼成米膏出之。若饮，先炙令赤……其饮醒酒。"此方具有配伍、服法与功效，当属于药茶方剂无疑。公元992年，由宋代朝廷组织有关名家编著的大型方书《太平圣惠方方》正式刊行，其书97卷中就有药茶诸方一节，收药茶方剂8首，公元1078年，由宋代太医局编成的《和济局方》中也有药茶的专篇介绍，其中的"川芎茶调散"一方可称得上是较早出现的成品药茶。宋政和年间撰成的大型方书《圣济总录》中载有大量的民间经验方，也有应用药茶的经验。公元1307年，元代邹铉增编的《寿老养亲新书》中载有防治老年病的药茶方两首，一是槐茶方，二是苍耳茶。元代饮膳太医忽思慧在《饮膳正要》中较为集中地记载了各地多种药茶的制作、功效和主治等。至明清时期，茶疗之风盛行，药茶的内容、应用范围和制作方法等不断被更新和充实，大量行之有效的药茶被广泛应用，如午时茶、天中茶、八仙茶、枸杞茶、五虎茶、慈禧珍珠茶、姜茶、莲花峰茶等等。药茶的适用范围几乎遍及内科、外科、儿科、妇科、五官科、皮肤科、骨伤科和养生保健等方面，药茶的剂型也由单一的汤剂发展为散剂、丸剂等多种剂型，使用方法也已多样化。综上所述，药茶由汉代始至今至少已有2000年的历史，经过历代医药学家和养生家的应用、发挥和完善，药茶已经成为我国人民

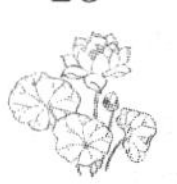

防病治病与养生保健的一大特色。现代科学技术的发展使人们更加注重在养生防病的同时还要防止治疗手段和药物本身的毒副作用。而茶中的多种成分均有很好的保健治疗作用，药茶中的茶与药配合使用，更加有助于发挥和加强药物的疗效和有利于药物溶解、吸收。近年来茶疗热方兴未艾，不但历代的药茶方被广泛应用，而且许多新的药茶方也在不断产生和推出。

小贴士

现代药茶研究和应用有着几个明显的特色：一是符合现代人的用药心理，因为药茶中的天然药经过浸泡，便可直接饮用。二是配伍所用的药物一般有效成分明确，药理作用和临床疗效均深入验证。三是袋泡茶取代传统的饮用方法，目前一些较为流行的成品药茶多用滤泡纸或布袋包装，沸水冲泡数分钟可饮用，这样不仅节约药材，而且便于携带，并且使其色香味更接近于饮茶的本色。四是通过药剂加工制成块状或颗粒型速溶茶，饮用方便卫生，易于药物的溶化吸收。此外，还可以提取茶的有效成分制成口服液或片剂，使药茶的针对性更强，效果更好。

现代药茶的种类和剂型

(1)药茶的种类。按方剂构成，分为单方药茶、复方药茶。按有无茶叶，分为含茶药茶、无茶药茶。按传统剂型，分为药茶、药露。按入药部位，分为花类药茶、叶类药茶、茎类药荣、皮类药茶等。按饮用季节，分为春季药茶、夏令药茶、秋季药茶、冬令药茶。按应用功效，分为保健茶、减肥茶、健美茶、降压茶、去脂茶、活血茶、防癌茶等。

药茶的品种非常多，比如有清凉作用的薄荷药茶、冰红茶、柠檬茶、甜菊茶、柠檬蜂蜜茶、鲜橙茶、红糖姜茶、冰糖菊花茶、李子茶、甘茶、珍珠枸杞茶、解酒降脂茶、保肝茶、果汁茶、调味茶、安神催眠茶、冰糖柑橘茶、苹果茶、葡萄茶、香茶、七叶茶、苦丁茶、杜仲茶、松弛神经的洋甘菊茶、高糖丁香茶、富硒茶、橄榄茶、红枣茶、青茶、名目繁多的保健茶，加生姜和蜂蜜的暖茶，进补的冬虫夏茶、野人参活力茶，治疗腹泻的悬钩子叶茶，榄仁叶、黄芪、红枣、参须的抗癌药茶以及含有番泻叶、芦荟的减肥茶等，不胜枚举。由于药茶制法简单，服用方便，近年来药茶的种类在逐渐增多，医治疾病的范围也在逐渐扩大，如淫羊藿茶、还童茶、甜菊茶、决明茶等品种已用于防治心血管病、老年病等，还有一些药物如人参、三七、贝母等的茎叶也在被研究制成药茶而加以开发利用。

(2)药茶的剂型。按制作方法分为冲泡剂、煎煮剂、散形茶、袋泡茶、块形茶。

冲泡剂指将药茶配方中的成分直接放入杯中，用沸水冲泡，加盖闷10分钟即可直接饮用。

煎煮剂指将药茶配方中的成分先用冷水浸泡15分钟，后放入砂锅中煎煮15～30分钟，去渣取汁，倒入杯中，趁热代茶饮用。

散形茶指将茶叶和药物，或将药物粉碎成粗末，混合均匀后分成若干份，每次取1份放入杯中冲泡或入锅中加水煎煮后取汁饮用。

袋泡茶指将药茶成分粉碎成粗末，或将药物成分中一部分提取浓煎汁，另一部分粉碎成细末，混合后烘干成颗粒状，按每次剂量分装入特制的滤纸袋，冲泡时连滤纸袋放入杯中，用沸水冲泡后即可饮用。

块形茶指将茶叶和药物粉碎成粗末，混合均匀后以药量的10%～

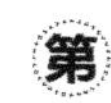

20%的神曲或面粉为糊作黏合剂，加入到茶粉中，搅拌成颗粒，以手捏成团，以触之能散为度，用模具或压块机制成小方块，低温干燥，使含水量降至3%以下即成。

服用药茶有哪些注意事项

药茶不同于一般的茶饮，需要根据患者的症状，依据药物的性能特点进行配方，要依据药茶的浸泡特点进行灵活操作。药茶治病，不宜过多饮用，过多地饮用药茶，无疑会增加脾胃的负担，冲淡胃液，削弱消化功能。其次，一般组成茶疗方剂的药物必须是甘淡爽口的，若苦味太浓，异味太烈，必然给患者带来恶性刺激，还会损伤脾胃。总之药茶疗法应用得当，会取得较为满意的疗效。但需要特别注意以下事项。

(1)慎重选择药茶。药茶不是万能的，也不是千篇一律的，患病的人应根据自己的身体情况和病情，慎重选用药茶方，用量要恰当。体质过差或病情严重者应遵医嘱，合理调整药茶处方。

(2)控制浸泡时间。药茶冲泡或煎煮时间不宜过长。通常以10～20分钟为宜，需煎长时间的应从医嘱。

(3)禁喝隔夜药茶。饮用药茶以温热为主，一般不隔夜用。禁忌煎好汤，隔数日服，以防药茶变质。

(4)注意饮用时间。滋补药茶，宜饭前服，使之充分吸收。对胃肠道有刺激的药茶，宜饭后服，以减轻对胃肠刺激。

(5)药茶配料选用。自己配制药茶时，必须选质量好的原料，霉变或不洁者禁用，并应遵照医嘱的要求按方制作。

(6)服药的禁忌。服有中药配伍的药茶期间，一般忌食生冷、油腻等不易消化或有特殊刺激性食物。如热证忌食辛辣、油腻，寒证忌食生冷，头晕、失眠、烦躁易怒不宜吃胡椒、辣椒、大蒜，饮酒和浓茶；疮疡或皮肤病患者忌食鱼、虾等。这些对提高疗效，促进早日康复均有裨益。

小贴士

喝药茶要注意护齿。英国《齿科杂志》有一篇报告指出，长期喝药茶的人要注意保护牙齿，因为药茶会侵蚀牙齿表面的牙釉质保护层，饮用过量的话，牙齿会受到损害。众所周知，每一颗牙齿表面都覆盖一层牙釉质（珐琅质），牙釉质是一种非常坚硬的物质，其硬度仅次于金刚石，是人体中最硬的组织，在整个自然界的物质硬度总排名中名列第二。但一物降一物，这自然界第二硬的牙釉质怕酸。釉质被磨耗腐蚀之后，牙本质暴露；暴露面积愈大，酸痛越明显。釉质全部磨损则可发生牙髓疾病或使髓腔闭锁。牙釉质的“天敌”包括橙汁等酸性饮料。最近，研究人员经过对药茶的酸度进行测试后发现，药茶不是人们想的如此完美。这组研究人员称，他们研究的许多种药茶的酸性都足以腐蚀牙釉质，其对牙齿的损害度甚至是橙汁的三倍。

制作药茶选用药材的禁忌

不同的食物都有不同的属性和作用。因此，要在医生指导下辨证、辨病地进行食物选用，合理确定处方。同时要注意食物与药物之间的配伍禁忌。按照传统的习惯，有些食物不能合用，如鸡肉忌糯米、芥末，猪肉忌荞麦、黄豆等。这些虽然没有充分的道理，但是民间长期流传的

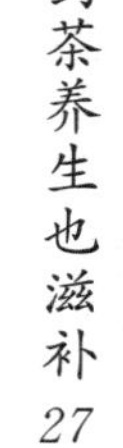

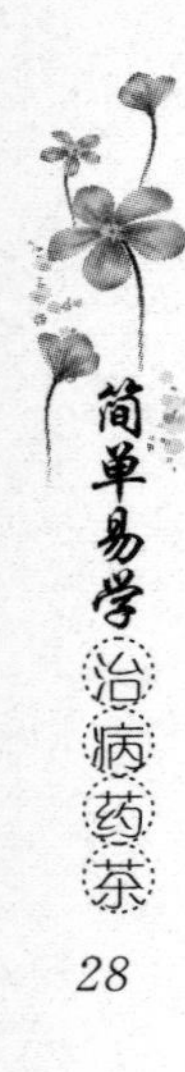

一些忌讳，仍宜慎重为宜。目前临床应用的 5 000 多种常用中药中，有500 百余种可作为药茶原料，如冬虫夏草、人参、当归、天麻、杜仲、枸杞子等。这些药物在与食物配伍、炮制和应用时都需要遵循中医理论，使它们之间的作用互相补充、协调，否则就会出现差错或影响效果。因此，在家中配制药茶对药物的选用有严格的禁忌。自行配制使用药茶时，药物配伍禁忌，一般要参考中药“十八反”和“十九畏”。“十八反”的具体内容是：甘草反甘遂、大戟、海藻、芫花，乌头反贝母、瓜蒌、半夏、白蔹、白芨，藜芦反人参、沙参、丹参、玄参、苦参、细辛、芍药。“十九畏”的具体内容是：硫黄畏朴硝，水银畏砒霜，狼毒畏密陀僧，巴豆畏牵牛，丁香畏郁金，川乌、草乌畏犀角，牙硝畏三棱，官桂畏赤石脂，人参畏五灵脂。以上配伍禁忌，可作为用药参考，但非绝对如此，最好避开使用。

春阳生发宜喝的药茶

春天是阳气生发，万物萌生的季节，春天是百病多发的季节，不仅流行病猖獗，如果不注意保养，一些慢性病也容易复发或病情加重，况且中医认为，春天宜于保养阳气，春季是肝旺之时，多食酸性食物会使肝火偏亢，损伤脾胃。春天应多吃一些性味甘平，且富含蛋白质、糖类、维生素和矿物质的食物，如瘦肉、禽蛋、牛奶、蜂蜜、豆制品、新鲜蔬菜、水果等食物，有利于发寒散邪，扶助阳气，而在春天食用一些有效的滋补汤，既利消化吸收，又助春阳生发，是理想的春日养生食品。以下养生滋补汤不妨选用。

菊花茶

【配料】 菊花 9 克，茶叶 3 克。

【制法】 沸水浸泡。

【用法】 随量饮用。

【功效】清利头目，清热利尿。常用于春季气候变化所致的头目不清、精神疲倦、烦热、小便短赤。

【出处】《食疗本草》。

腊梅花茶

【配料】新鲜腊梅花或干腊梅花7～8朵。

【制法】沸水冲泡。

【用法】代茶饮用即可。

【功效】腊梅花清肝明目、疏利咽喉，常饮用可治疗头痛、咽喉肿痛、口臭等症。

【出处】民间验方。

金银花茶

【配料】金银花10克。

【制法】配制时选沸水冲泡。

【用法】代茶频饮。

【功效】清热解毒，疏利咽喉，可治疗春季病毒性感冒、急慢性扁桃体炎、牙周炎等病。

【出处】民间验方。

柠檬冰糖茶

【配料】新鲜柠檬2～3片。

【制法】切新鲜柠檬2～3片，加冰糖，再用热开水冲泡。

【用法】代茶饮用。

【功效】顺气化痰，消除疲劳，减轻头痛。适用于春天咽喉不适的人饮用。

【出处】民间验方。

小贴士

柠檬原产于东南亚，由阿拉伯人带往欧洲，古代希腊、罗马的文献中均有记载，15世纪时才在意大利热纳亚开始种植，1494年在亚速尔群岛出现。柠檬汁是调制鸡尾酒和制造饮料的重要原料，西方人吃鱼时常滴入柠檬汁以去除腥味。柠檬属咸性食物，被认为是治疗所有疾病的良药，能止咳化痰、生津健脾，且对于人体的血液循环以及钙质的吸引大有裨益，富含维生素C，不但能够预防癌症、降低胆固醇、减轻食物中毒、消除疲劳、增加免疫力、延缓老化，并且能缓解糖尿病、贫血、感冒、骨质疏松症等。用柠檬加蜜糖冲水饮，可以舒缓喉痛、减少喉咙的干燥不适。

甘草食盐茶

【配料】甘草10克，茶叶5克，食盐8克，配水1000毫升。

【制法】先将水烧开，再将甘草、茶叶、食盐放入水中煮沸10分钟左右即可饮用。

【用法】每日1剂，代茶频饮。

【功效】可治春天风火牙痛、火眼、感冒咳嗽等症。

【出处】民间验方。

荷叶甘草茶

【配料】鲜荷叶 100 克，甘草 5 克，配水 1000 毫升，白糖适量。

【制法】先将荷叶洗净切碎，把水烧开，然后将甘草、荷叶放入水中煮 10 余分钟，滤去荷叶渣，加白糖适量饮服。

【用法】每日 1 剂，代茶饮用。

【功效】有清热解暑、利尿止渴之保健功能。

【出处】民间验方。

薄荷甘草茶

【配料】鲜薄荷叶 10 余片，甘草 5 克，绿茶 5 克，太子参 10 克，开水 500 毫升。

【制法】上述配料冲泡 10 余分钟后，滤去其渣，加白糖适量，调匀饮服。

【用法】每日 1 剂，代茶饮用。

【功效】有解热消暑、清凉解毒、发汗解表之功，对头痛目赤、咽喉肿痛、风热感冒等症，疗效甚佳。

【出处】民间验方。

荸荠茅根茶

【配料】鲜荸荠 100 克，鲜茅根 100 克，白糖适量。

【制法】鲜荸荠洗净切碎与鲜茅根配水 1000 毫升，按此比例，先将水烧开，煮 20 分钟左右，去渣，加白糖适量。

【用法】代茶饮服。

【功效】具有清热化痰、生津止渴、降压利尿的功能。

【出处】民间验方。

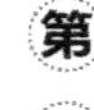

小贴士

荸荠俗称“马蹄”，它肉质鲜嫩，可与水果媲美。除此之外，荸荠还是一味天然良药。荸荠原产中国南部和印度。我国栽培历史悠久，分布广泛，长江以南各省均有栽培。荸荠属每年生浅水性草本植物。荸荠的叶片退化成膜状鳞片，由叶状茎代替叶片进行光合作用。我们在荸荠田里看到的就是一丛丛的叶状茎。在栽培植物群里，没有叶片的真是寥若晨星，蔬菜中大概只有两种：一种是芦笋，另一种就是荸荠。中医认为荸荠属寒性，有生津、润肺、化痰的作用，可以治疗肺热咳嗽等病症，又可补充营养，最宜用于发烧患者。它还具有凉血解毒、利尿通便、化湿祛痰、消食除胀等功效。在呼吸道传染病较多的春季，吃鲜荸荠还有利于百日咳以及急性咽喉炎的防治。所以说在干燥的春天，吃些荸荠是不错的选择。

陈皮生姜茶

【配料】陈皮 20 克，生姜片 10 克，甘草 5 克，茶叶 5 克。

【制法】上述食物配水 1000 毫升，按此比例，先将水烧开，再将陈皮、姜片、甘草与茶叶投入，冲泡 10 分钟左右，去渣。

【用法】代茶饮服。

【功效】具有止咳化痰、健胃消食的保健功能。宜于大多数人春季饮用。

【出处】民间验方。

清凉消夏常用的滋补药茶

夏日饮食宜温软，忌凉硬；夏季人们脾胃功能相对减弱，不要过食肥甘厚味，应以清淡质软、易于消化为主，少吃高脂厚味及辛辣上火之物。因为清淡饮食能清热、防暑、敛汗、补液，还能增进食欲。多吃新鲜蔬菜瓜果，既可满足所需营养，又可预防中暑。但冷饮要适度，不可偏嗜寒凉之品，否则会伤阳而损身。另外，吃些醋，既能生津开胃，又能抑制杀灭病菌，预防胃肠道病。主食以稀为宜，滋补茶是极为重要的养生方法，如菊花枸杞等，常食这些滋补茶，对祛病延年、强身壮体大有裨益。

菊花枸杞茶

【配料】菊花5克，枸杞3克，冰糖10克。

【制法】用300毫升开水冲泡。

【用法】代茶饮服。

【功效】清热解暑，疏肝明目。

【出处】《传统药茶方》。

绿豆冬瓜茶

【配料】绿豆150克，冬瓜500克，葱、生姜适量，精盐少许，鲜茶500克。

【制法】

(1)茶锅添入鲜茶烧沸，撇去泡沫。

(2)生姜洗净拍破，放入锅内，葱洗净入锅，加入绿豆。

(3)冬瓜去皮、去瓤,洗净切块,投入茶锅内,在绿豆熟后再下锅,烧至熟而不烂时,撒入盐,起锅即成。

【用法】代茶随量饮用。

【功效】清热利尿,祛暑、解渴。宜于炎夏时节饮用。

【出处】《食物疗法》。

小贴士

绿豆茶是我国民间传统的夏季解暑佳品。中医认为,绿豆具有消暑益气、清热解毒、润喉止渴的功效,能预防中暑,治疗食物中毒等。现代医学研究也认为,绿豆营养价值较高,蛋白质含量比鸡肉还多,钙质是鸡肉的7倍,铁质是鸡肉的4.5倍,磷也比鸡肉多。这些对促进和维持机体的生命发育及各种生理机能都有一定的作用。有关实验还表明,绿豆可能对治疗动脉粥样硬化,减少血液中的胆固醇及保肝等均有明显作用。但是,营养学家提醒人们:虽然大多数人都可以放心地喝绿豆茶,没有太多禁忌,但是体质虚弱的人,不要多喝。从中医的角度看,寒证的人也不要多喝。由于绿豆具有解毒的功效,所以正在吃中药的人也不要多喝。

绿豆百合茶

【配料】绿豆300克,百合100克,白砂糖200克。

【制法】先将百合、绿豆放入锅内加清水适量浸泡30分钟。用火熬至绿豆开花时加入白砂糖调味即可食用。

【用法】代茶随量饮用。

【功效】具有清热解毒、消暑除烦、生津止渴之功效。主治各种暑热症，为夏季理想的清凉保健饮料。

【出处】《饮食保健》。

冬瓜荷叶茶

【配料】冬瓜500克，荷叶1张，盐少许。

【制法】

(1)将荷叶洗净，撕成碎片；冬瓜洗净，切成片。

(2)将荷叶、冬瓜一起放入锅中，加清水适量共熬成茶，烧沸后拣去荷叶，加盐调味即成。

【用法】代茶随量饮用。

【功效】具有解热、抑菌、利尿、解痉的作用，尤其是夏季服用具有清暑利湿的作用，对多种病症均有一定疗效。

【出处】《食物疗法》。

冬瓜虾仁茶

【配料】冬瓜300克，虾仁10克，香油、精盐各适量。

【制法】

(1)将虾去壳洗净，沥干水分放入碗内。

(2)冬瓜洗净去皮去心切成小骨牌块。

(3)虾仁随冷水入锅熬至酥烂再加冬瓜同熬至冬瓜熟，入盐调味后盛入碗中，淋上香油即可。

【用法】代茶随量饮用。

【功效】温肾壮阳，益气补精，利尿清暑，尤其是适合于夏季滋补肾

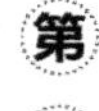

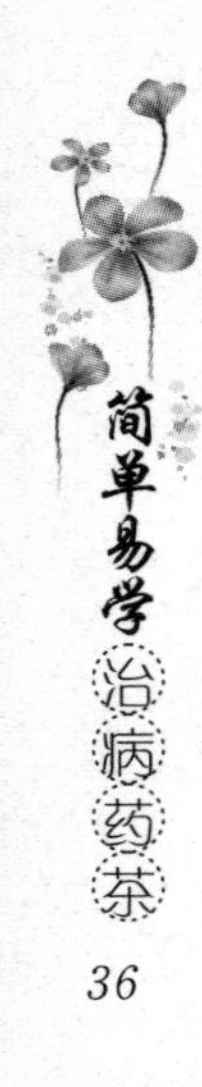

阳之用。

【出处】民间验方。

小贴士

冬瓜茶有良好的清热解暑功效。夏季多吃些冬瓜，不但解渴消暑、利尿，还可使人免生疔疮。因其利尿，且含钠极少，所以冬瓜是慢性肾炎所致水肿、营养不良性水肿、孕妇水肿的消肿佳品。冬瓜还是一种解热利尿比较理想的日常食物，连皮一起熬茶，效果更明显。冬瓜茶还具有较高的美容价值，久食冬瓜，可以强身健体，减轻肥胖。但需要说明的是冬瓜性寒，故久病的人与阴虚火旺者应少用，体弱肾虚者食之会引起腰酸痛。中医还认为冬瓜属损精伤阳、不利于性功能的食物，强调男性不宜过量食用，如《本草经疏》说："冬瓜内禀阴土气，外受霜露之侵，故其味甘，气微寒而性冷利。"由此看起来男性还是不要过量饮用冬瓜茶为好。

冬瓜花粉茶

【配料】天花粉 20 克，冬瓜 250 克，食盐少许。

【制法】先将冬瓜去皮切成薄片，与天花粉同熬茶，将熟时加盐，熬沸即成。

【用法】代茶随量饮用。

【功效】生津止渴，清暑解毒。适用于夏季暑热炽盛、灼伤津液而引起的发热、多汗、口渴思饮、尿赤等。糖尿病患者口渴多饮善饥亦可选用作为辅助食疗，也可作为暑热季节饮用之品。

【出处】《实用中医营养学》。

青蒿梅冬茶

【配料】 青蒿 15 克，乌梅 7 克，麦冬 10 克，鲜荷叶 9 克。

【制法】 鲜荷叶切碎，与前三味共置保温瓶中，以沸水适量冲泡，闷置 15 分钟。

【用法】 代茶凉饮，每日 1 剂。

【功效】 清热祛暑，生津止渴。适用于中暑或暑热病后，持续发热不退，口干渴欲饮，胃不思纳，汗多者。

【禁忌】 暑湿病证大便溏泄者忌用。

【出处】《中医良药良方》。

小贴士

体质不强，特别是素体阴气不足者，在炎夏每易产生中暑，或感受暑热之后，出现低热，口干欲渴，胃不思纳或纳谷不香，甚至心烦不寐。本方所用青蒿、荷叶祛暑清热，乌梅生津止渴，麦冬益胃养阴，宁心除烦，如体虚较明显者，可加西洋参 3～5 克，其效更佳。本方对阴虚之人，夏季代茶常饮，可以预防中暑或暑热证。

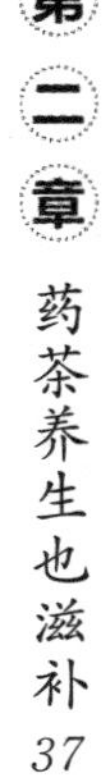

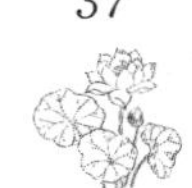

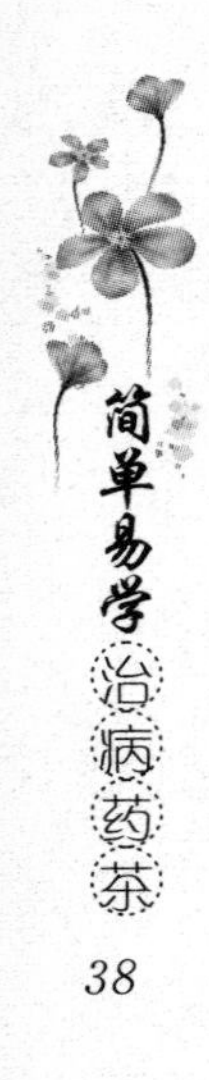

平抑秋燥宜喝的药茶

秋季气候的特点是干燥，燥是秋令主气。中医认为肺是娇脏，喜润恶燥，然而燥邪最易犯肺，伤津耗液，使人发生鼻干咽燥、声哑干咳、大便干结等所谓的“秋燥症”。因此，为防燥邪为患，秋季宜多吃生津增液的食物，如芝麻、梨、香蕉、苹果、银耳、百合、芝麻、菠菜、乌骨鸡、猪肺、豆浆、饴糖、鸭蛋、蜂蜜柿子、橄榄以及鸭肉、猪肺、龟、鳖、蜂蜜、蔬菜等以润燥养肺，常食这些食物，秋燥就不易伤人。凡辛热麻辣、煎烤熏炸等食物，宜少吃或不吃。在秋天如果能选食一些滋补茶，对防热降温、祛病延年、强身壮体、保健益寿大有裨益。实践也证明，秋天多喝些滋阴润燥的茶水是十分有益的。

雪梨百合茶

【配料】大雪花梨1个，百合10克，麦冬10克，胖大海5枚。

【制法】将梨洗净切成菱形块，与三药同熬，待梨八成熟时放入适量冰糖，取汁。

【用法】代茶随量饮用。

【功效】润肺清热，生津止渴。适用于秋天成人干咳无痰、唇干咽干等症。

【出处】民间验方。

雪梨冰糖茶

【配料】雪梨1～2个，冰糖30～60克。

【制法】将雪梨去皮，去核，与冰糖同置瓷碗内，隔水炖至冰糖溶化即成，取汁。

【用法】吃梨饮水。

【功效】润肺清热，生津止渴。适用于秋天成人干咳无痰、唇干咽干等症。

【出处】民间验方。

小贴士

梨又叫快果，一向被认为是“百果之宗”。其中常见的有京白梨、大鸭梨、雪花梨、苹果梨等。目前在全国各地都有栽种，品种繁多，共同特点是汁鲜味美、皮薄肉细、香脆适口、肉酥质丰、风味独特。梨即可生食，也可熟食，捣烂饮汁或切片熬汤，煎汤服均可。梨还是一味良药，《本草纲目》说梨能“润肺凉心，消痰降火，解疮毒酒毒”。民间更是常用梨治疗支气管炎、百日咳、肺结核等病引起的咳嗽。梨性味甘寒，有润肺止咳的作用，故最适合肺燥及阴虚所致的干咳无痰或痰少不易咳出的患者，而且对热病烦渴、咳嗽、声嘶失音、便秘有调治效果。

百合银耳茶

【配料】百合 15 克，银耳 15 克。

【制法】

(1)将百合洗净，银耳清水浸发、洗净，撕成小块。

(2)加清水约 2500 毫升，放入百合、银耳同熬，熬沸后改文火熬 15 分钟，取汁，调味即可。

【用法】代茶随量饮用。

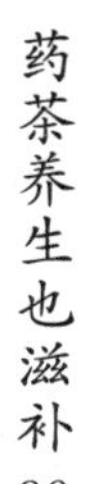

【功效】百合性味甘微寒，能清润肺燥而止咳；银耳性味甘平，可滋阴润肺、益胃生津。此茶宜于多数人在秋季饮用。

【出处】《医药养生保健报》。

银耳冰糖茶

【配料】银耳20克，茶叶5克，冰糖20克。

【制法】先将银耳洗净加水与冰糖炖熟，再将茶叶泡5分钟，取汁兑入银耳汤中，搅拌均匀。

【用法】代茶随量饮用。

【功效】此茶有润肺、止咳、化痰之功，最宜于秋季饮用。

【出处】民间验方。

冬季祛寒宜喝的滋补药茶

冬季阳气收藏，寒气较甚。冬令进补可以增强体质，抵御寒邪，而且体力蕴蓄，为春季旺盛的精力打下基础，尤其对老年人和体质虚弱者，冬季则是药补、食补的最佳季节。民间有"三九补一冬，来年无病痛"和"今年冬令进补，明年三春打虎"的谚语。但每个人如何补，却需要在医生的指导下采用不同的补法，以适应自身的具体情况。对于滋补茶而言，是中医学冬季治疗虚弱体质的一种重要调治方法，使用时可根据具体情况加以选用。需要指出的是冬季滋补茶进补虽然好处多多，但也不能胡乱使用，必须按自身状况在医生的指导下选择，否则，不但服后对身体无益，反而有害。下面介绍几种适合多数人冬季进补滋补茶。

萝卜食盐茶

【配料】白萝卜100克，茶叶5克，食盐适量。

【制法】先将白萝卜洗净切片煮烂，加少许食盐，再将茶叶用开水泡 5 分钟后倒入萝卜汁内。

【用法】代茶频饮，不拘时限。

【功效】白萝卜清热化痰，茶清肺热。冬季久服有理气开胃，止咳化痰之功，最宜于多数人冬季饮用。

【出处】民间验方。

小贴士

银耳又名白木耳，是经济价值极高，极珍贵的一种食用菌和药用菌。它不仅有山珍美名之称，而且在医药学中是一种久负盛名的良药。质量上乘者称作雪耳，它被人们誉为“菌中之冠”，既是名贵的营养滋补佳品，又是扶正强壮之补药。历代皇家贵族将银耳看作是“延年益寿之品”和“长生不老良药”。野生银耳主要分布在贵州、四川、福建、湖北、陕西、安徽、浙江等省的山区。银耳是一味滋补良药，特点是滋润而不腻滞，尤其是对阴虚火旺的患者尤为合适。历代的医学家都认为，银耳具有“补肾、润肺、生津、止咳”之功效。它的滋补作用与人参、鹿茸、燕窝媲美。主治肺热咳嗽，肺燥干咳，久咳喉痒，咳痰带血或痰中血丝或久咳络伤肋痛，肺痿，女性月经不调，肺热胃炎，大便秘结，大便下血等症。银耳还是一种润肤佳品，白木耳富有天然植物性胶质，加上它的滋阴作用，长期服用可以滋润皮肤。并有祛除脸部黄褐斑、雀斑的功效。所以中老年人在秋季最宜于饮用银耳茶。

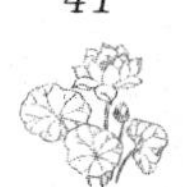

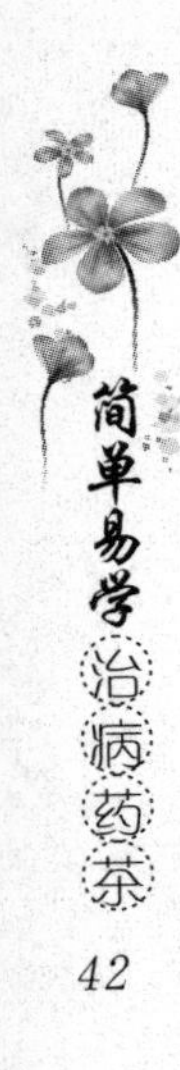

橘红茶

【配料】橘红 3～6 克。

【制法】取橘红用开水冲泡。

【用法】每日 1 剂,代茶饮用。

【功效】润肺消炎,理气止咳。适用于咳嗽多痰,黏痰多者效果较好,最宜于多数人冬季饮用。

【出处】民间验方。

生姜苏叶茶

【配料】生姜、苏叶各 3 克。

【制法】先将生姜切丝,苏叶洗净,用开水冲泡 10 分钟。

【用法】每日 1 剂,代茶饮用。

【功效】润肺消炎,理气止咳。最宜于多数人冬季饮用。

【出处】民间验方。

大枣陈皮茶

【配料】大枣 10 枚,陈皮 5 克,生姜 5 片,绿茶 5 克。

【制法】开水冲泡。

【用法】每日 1 剂,代茶饮用。

【功效】发汗解表,温中止呕,行气滋补。此茶宜于大多数人在冬季饮用。

【出处】民间验方。

小贴士

俗话说："五谷加红枣，胜似灵芝草"、"一日食三枣，百岁不显老"。在中医许多抗衰老方剂中也常用到大枣，由此可见大枣的作用是显而易见的，大枣对养生保健作用不可低估，尤其是患有慢性疾病的中老年人，更不可忽视大枣的保健作用。常用的医疗处方中，除了大枣、红枣外，还有养血的酸枣，而纯粹作为水果的，则有润肺和胃的鲜蜜枣和金丝蜜枣。大枣是中药里经常应用的，大枣有增强肌力体质的作用，补血堪称第一，中医认为大枣可以"补中气、滋脾土、润心肺、调营卫、缓阴血、生津液、悦颜色、通九窍、助十二经，合百药。"大枣性味甘温，似参而不滞，似术而不燥。大枣可用于食少、便溏、气血亏损、津液不足、心悸怔忡、黄疸、咳嗽、维生素 C 缺乏症、高血压病、血小板减少、过敏性紫癜、肝炎、水肿、自汗、肝硬化、失眠等患者食用。

桂杏陈皮茶

【配料】桂枝 4 克，杏仁 5 克，陈皮 5 克，生姜 3 片，大枣 10 枚，绿茶 5 克。

【制法】开水冲泡。

【用法】代茶饮用。

【功效】宜于冬季受寒后，出现鼻塞、咳嗽时饮用。

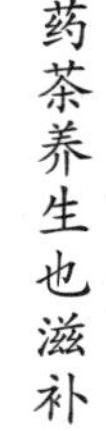

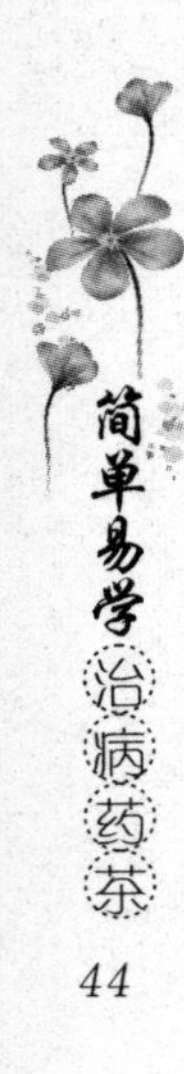

【出处】民间验方。

紫苏白芷茶

【配料】紫苏 5 克，白芷 4 克，绿茶 5 克。

【制法】将紫苏、白芷、绿茶用沸水冲泡。

【用法】代茶饮用。

【功效】润肺消炎，理气止咳。宜于大多数人在冬季饮用。

【出处】民间验方。

黄芪芦根茶

【配料】黄芪 5 克，芦根 6 克，牛蒡子 5 克，绿茶 5 克。

【制法】用开水浸泡后饮用。

【用法】冬季 1 周内可饮 1 次。

【功效】滋阴，润肺，补气。宜于大多数人在冬季滋补饮用。

【出处】民间验方。

菊花橄榄茶

【配料】菊花 6 克，橄榄 2 枚，茶叶 6 克。

【制法】开水浸泡后饮用。

【用法】冬季 1 周内可饮 1～2 次。

【功效】清肺，利咽，生津，解毒。宜于多数人冬季干燥时饮用。

【出处】民间验方。

人体排毒养颜宜喝的滋补茶

传统中医所说的“毒”的概念非常广泛，体内代谢出来的产物都叫毒，外在进入人体的有害物质叫毒，所以我们经常能听到清热解毒、利尿排毒、发汗排毒等的医学术语。中医认为造成人体毒素来源主要有以下几种。

一是水液之毒:人体内的水液中医将其叫做“津液”,津液可以滋润关节和各种器官,如果津液出现代谢障碍会造成人体水肿、虚胖等。

二是气血之毒:因为压力大、工作紧张造成情绪急躁、焦虑、抑郁等,导致气血循环不良,肝脏排毒功能不好,肝气郁积等情绪产生的体内毒素。

三是食物之毒:饮食过于精细、油腻,吃甜食、冷饮过多会造成体内毒素。特别是当人大小便不畅通时,这些“毒素”最容易在体内积聚,影响身体的健康。此外还有食品中的防腐剂毒素、水果中的农药、饮料中的染色素毒素、肉类中的有害胆固醇激素等。

四是其他之毒:空气中的毒素,烟草、吸毒的毒素,日用品和化妆品中的化学品毒素,电视机、电脑、手提电话等电器辐射等。

以下滋补茶对人体排毒极为有益。

玫瑰花茶

【配料】玫瑰花适量,冰糖或蜂蜜适量。

【制法】沸水冲泡。

【用法】代茶饮用。

【功效】可降火气,调理血气,促进血液循环,养颜美容,且有消除疲劳,保护肝脏、胃肠的功能。

【出处】《中医独特疗法》。

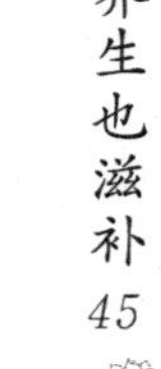

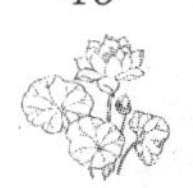

小贴士

茶叶店里常有颜色鲜艳的干玫瑰花出售，很多人由于不了解其作用而忽视了它。其实，玫瑰花是很好的药食同源的食物，女性平时常用它来泡水喝，有很多好处。尤其是月经期间情绪不佳、脸色黯淡，甚至是痛经等症状，都可以得到一定的缓解。中医认为，玫瑰花味甘微苦、性温，最明显的功效就是理气解郁、活血散瘀和调经止痛。此外，玫瑰花的药性非常温和，能够温养人的心肝血脉，舒发体内郁气，起到镇静、安抚、抗抑郁的功效。女性在月经前或月经期间常会有些情绪上的烦躁，喝点玫瑰花茶可以起到调节作用。在工作和生活压力越来越大的今天，即使不是月经期，也可以多喝点玫瑰花，安抚、稳定情绪。对于女性来说，玫瑰花喝多了，还可以让自己的脸色同花瓣一样变得红润起来。这是因为玫瑰花有很强的行气活血化瘀、调和脏腑的作用。

我们平时所说的脸色不好或脸上长斑、月经失调、痛经等症状，都和气血运行失常，淤滞于子宫或面部有关。一旦气血运行正常，自然就会面色红润、身体健康。泡玫瑰花的时候，可以根据个人的口味，调入冰糖或蜂蜜，以减少玫瑰花的涩味，加强功效。需要提醒的是，玫瑰花最好不要与茶叶泡在一起喝。因为茶叶中有大量鞣酸，会影响玫瑰花舒肝解郁的功效。此外，由于玫瑰花活血散淤的作用比较强，月经量过多的人在经期最好不要饮用。

牛奶红茶

【配料】牛奶 100 克，红茶 2 克，食盐适量。

【制法】先将红茶煎浓汁，再将牛奶煮沸，兑入红茶汁，同时加入少许食盐，和匀。

【用法】代茶饮用。

【功效】益气填精，养颜润肤。长期服用令人体质强健，肌肤洁白润泽有弹性。

【出处】《中医食疗》。

人参橘皮茶

【配料】人参 10 克，橘皮 3 克，紫苏叶 6 克，砂糖 50 克。

【制法】水煮熬成汁，去渣澄清，取汁。

【用法】每日代茶频饮。

【功效】顺气开胸，止渴生津，排毒美容。适用于老年体质弱，气津不布，口渴不欲多饮等症。

【出处】民间验方。

干桃花茶

【配料】干桃花 4 克，绿茶 5 克。

【制法】沸水冲泡。

【用法】每日代茶频饮。

【功效】排毒养颜。适用于面部黑斑、老年斑及因日照导致皮肤较黑者饮用。

【禁忌】孕妇及月经过多者忌服。

【出处】民间验方。

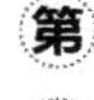

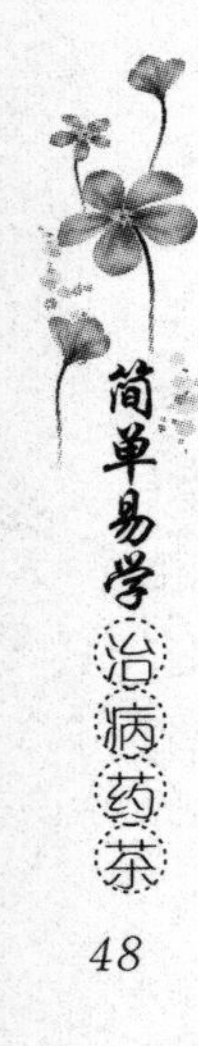

玉竹蜂蜜茶

【配料】玉竹 10 克,蜂蜜适量。

【制法】玉竹沸水冲泡,加入适量蜂蜜。

【用法】每日代茶频饮。

【功效】有养阴润燥、生津润颜之功效,长期服用可强身延年。

【出处】民间验方。

小贴士

现代研究表明,蜂蜜的营养成分全面,食用蜂蜜可使体质强壮起来,容颜也会发生质的变化,符合“秀外必先养内”的美容理论。特别是蜂蜜有很强的抗氧化作用,能清除体内的“垃圾”——氧自由基,因而有葆青春抗衰老、消除和减少皮肤皱纹及老年斑的作用,能使人显得年轻靓丽。因此,每日早、晚各服纯天然蜂蜜 20～30 克,温开水冲服,就可增强体质,滋容养颜。蜂蜜的成分还具有天然渗透性,极易被皮肤吸收,它能提高皮肤保存水分的能力,还有清洁、消炎、清除死皮、消除皱纹的奇效,对晒伤的皮肤也有治疗和镇痛的作用,而它的价格,更能让你花很少的钱达到神奇的效果。

桃花瓜仁茶

【配料】桃花3克，冬瓜仁3克。

【制法】将以上二味，沸水冲泡，加盖焖5分钟。

【用法】代茶饮用。

【功效】此茶经常饮用有排毒活血、润泽面容、祛除黑斑的作用，适用于面部多黑斑者。

【出处】民间验方。

珍珠粉茶

【配料】珍珠粉1克，茶叶5克。

【制法】沸水冲泡茶叶，以茶汁送服珍珠粉。

【用法】直接饮用。

【功效】此茶有排毒、润肤、葆青春、美容颜、防皮肤衰老之功效。

【出处】民间验方。

益母养颜茶

【配料】益母草30克，桑寄生30克，鸡蛋4只。

【制法】鸡蛋4只煮熟去壳，将益母草30克，桑寄生30克洗净，然后把熟鸡蛋、益母草和桑寄生放进锅内，用文火煮沸，半小时后，放入冰糖，煲至冰糖溶化。

【用法】除去汤中的益母草和桑寄生，吃蛋，汤当茶饮用。

【功效】此方补肝养血，女性宜于在经前、经后饮用，效果更佳，也可用鹌鹑蛋代替鸡蛋，效果相同。

【出处】《药茶疗法》。

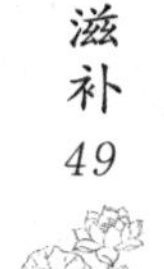

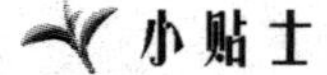

益母草含有多种微量元素。硒具有增强免疫细胞活力、预防动脉粥样硬化之发生以及提高肌体防御疾病体系之作用;锰能抗氧化、防衰老、抗疲劳及抑制癌细胞的增生。所以,益母草能益颜美容,抗衰防老。据载女皇武则天尽管年事已高,但容颜不衰,因她终年使用由益母草烧成灰精制而成的美容佳品。具体制法是:将益母草全株用清水洗净,沥干水分,切细、晒干、研为粉末,加入适量的水和面粉,调和并揉成汤圆大的团状,然后用火煨一昼夜,待凉后再研成粉末,每300克药粉中加入滑石粉30克、胭脂粉3克,拌匀,放入瓷瓶中,密闭备用。用以敷面有润肌之效。

生姜大枣茶

【配料】 生姜200克,大枣200克,盐20克,甘草30克,丁香30克,沉香30克。

【制法】 将其共捣成粗末和匀,每天清晨取10~15克,沸水泡10分钟。

【用法】 可代茶饮用。

【功效】 长期服用可使容颜红润,肌肤光滑。

【出处】 民间验方。

何首乌茶

【配料】绿茶、何首乌、泽泻、丹参各5克。

【制法】将上述几味加水共煎，去渣饮用。

【用法】每日1剂，代茶饮用。

【功效】有美容、降脂、减肥的功效。

【出处】民间验方。

燕窝红枣茶

【配料】燕窝、红枣、红糖适量。

【制法】将燕窝用清水泡开除去杂质，然后与红枣（去核）同放入锅内加水适量熬汤，再入红糖调味。

【用法】代茶饮用，每日1剂。

【功效】此茶有养颜和祛皱纹之功效，长期饮用能使肤色光泽滋润。

【出处】民间验方。

红糖美容茶

【配料】绿茶2克，红糖20克。

【制法】沸水冲泡后，加盖闷5分钟即可饮用。

【用法】每日1剂。

【功效】饮用此茶会让人皮肤变得干净透亮，粗糙的皮肤也会恢复光泽。

【出处】《民间疗法》。

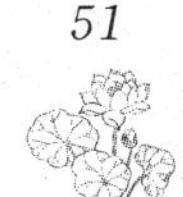

小贴士

千百年来，红糖具有排毒滋润肌肤的作用妇孺皆知。生活中也许有这样的经历，顽皮的小孩子被蜜蜂蜇了，伤口处马上又红又肿，疼痛难熬，着急的父母把一些红糖，融化后涂在红肿处，不一会疼痛就会减轻，红肿也会逐渐退却。寒冷干燥的秋冬季节，皮肤会因失水而全身瘙痒，当用红糖水来洗擦、清洁皮肤后，全身的干燥、瘙痒感会立即减轻。实际上，红糖的这种特殊作用，主要得益于它的天然成分，得益于千百年前的美容古方。现在经过研究人员对红糖天然成分及药理进行分析，发现从红糖中提炼的天然成分“糖蜜”具有排毒美白的功效。由于它能够进入有毒细胞内，将过量的黑色素从真皮层中导出，通过全身的淋巴组织排出体外，同时“糖蜜”的强抗氧化功能能够对受损细胞进行彻底修护，还原健康细胞。既排毒又修护，从源头阻止黑色素的生成。另外，红糖中蕴含的胡萝卜素、核黄素、烟酸、氨基酸、葡萄糖等成分对细胞具有强效抗氧化及修护作用，能使皮下细胞排毒后迅速生长，避免出现色素反弹，真正做到美白从细胞开始。

记忆力减退的药茶调养方法

记忆可以分为瞬时记忆、短时记忆和长时记忆三种。生活中有些东西不需要人们长期保存在头脑中，有些东西要求我们记忆一个特定的时间段，在此之后忘却也无妨，而有些东西则需要长时间地保持在我们的脑袋里。边学边忘，丢三落四，会给学习、生活、工作带来很大的困难，甚至闹出笑话。平时我们说增强记忆力，就是指增强这种长时记忆的能力。以下药茶对增强记忆力有较好的效果。

龙眼枣仁茶

【配料】龙眼肉、炒枣仁各 10 克，芡实 12 克。

【制法】上药洗净加适量清水，合煮 2 次，每次 30 分钟，取汁。

【用法】代茶饮用。

【功效】此茶可补脾安神，健脑益智，适用于心脾血虚的健忘、心悸、乏力、失眠等。

【出处】民间验方。

核桃苹果茶

【配料】核桃仁 60 克，苹果 2 个，红糖适量。

【制法】将苹果洗净，去皮剁碎，与核桃仁一起放入容器中，加水适量，先用大火煮沸，再改用小火煨煮 30 分钟后，加入红糖稍煮即可。

【用法】代茶饮用。

【功效】此茶可滋补养神、健脑益智，适用于心脾气虚的心慌健忘、夜寐多梦等，尤其适合于知识分子思虑伤神者健脑护脑之用。

【出处】民间验方。

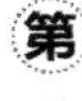

小贴士

苹果是老幼皆宜的水果之一。西方谚语:"一天一苹果,医生远离我。"也从一个侧面反映出苹果的营养价值和医疗价值,所以,苹果被越来越多的人称为"大夫第一药"。更为重要的是苹果还有助于人记忆力的增强,因为锌是与记忆力息息相关的必不可少的元素,而苹果含锌最多,对增强记忆力有特殊作用,故苹果有"记忆果"之称。同时,锌元素又是性成熟的重要因素,因此吃苹果对维持中老年性功能有益。

灵芝益智茶

【配料】灵芝 20 克。

【制法】灵芝洗净,晾干,切成饮片,放入杯中,用沸水冲泡,加盖闷 20 分钟即可。

【用法】代茶频饮。

【功效】可益气宁心,益智安神,适用于头昏健忘、心悸疲乏、面色萎黄、容颜憔悴者。

【出处】民间验方。

香蕉绞股蓝茶

【配料】香蕉 2 根,绞股蓝 30 克。

【制法】将绞股蓝洗净晒干,切碎,放入杯中,用沸水冲泡 2 次,每次加盖闷20分钟，合并绞股蓝液。将香蕉捣烂如泥，倒入冲泡液中，充分搅拌即可饮用。

【用法】代茶饮用。

【功效】可提神健脑，适用于中老年脑力劳动者表现为疲乏、头昏、记忆力减退、多梦失眠等症状。

【出处】民间验方。

小贴士

香蕉被尊称为“智慧之果”。它原产于印度，香味清幽，甜蜜爽口，是人们喜爱的佳果。神话传说佛教始祖释迦牟尼由于吃下香蕉后获得了智慧，因此把它称为“智慧之果”；另一说法是印度学者在香蕉树下讨论各种哲学问题，而且也将香蕉作为他们的唯一食物，所以人们就尊称香蕉为“智慧之果”，说香蕉是智慧的源泉。香蕉除了生吃外，还有多种多样的吃法，如切片油炸当菜，做点心酥皮饼馅，也可以做羹烧粥，淹、煮、煎、熏当做主食，还可当做酿制啤酒和烧酒的原料。

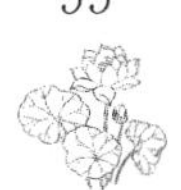

第三章 药茶对症治百病

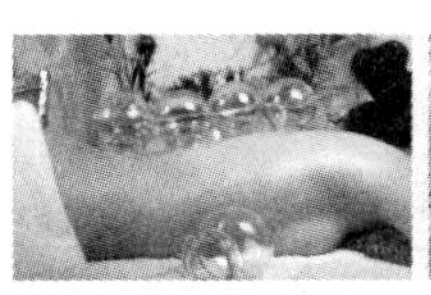
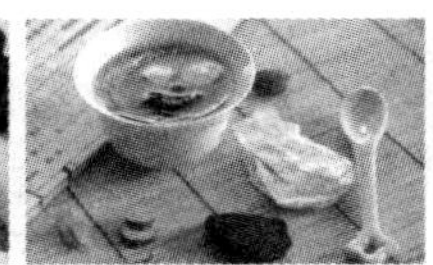
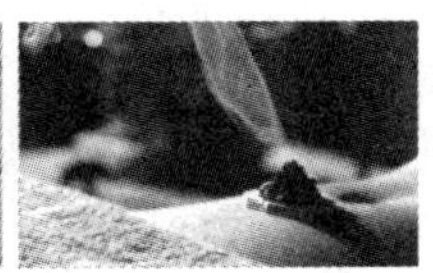

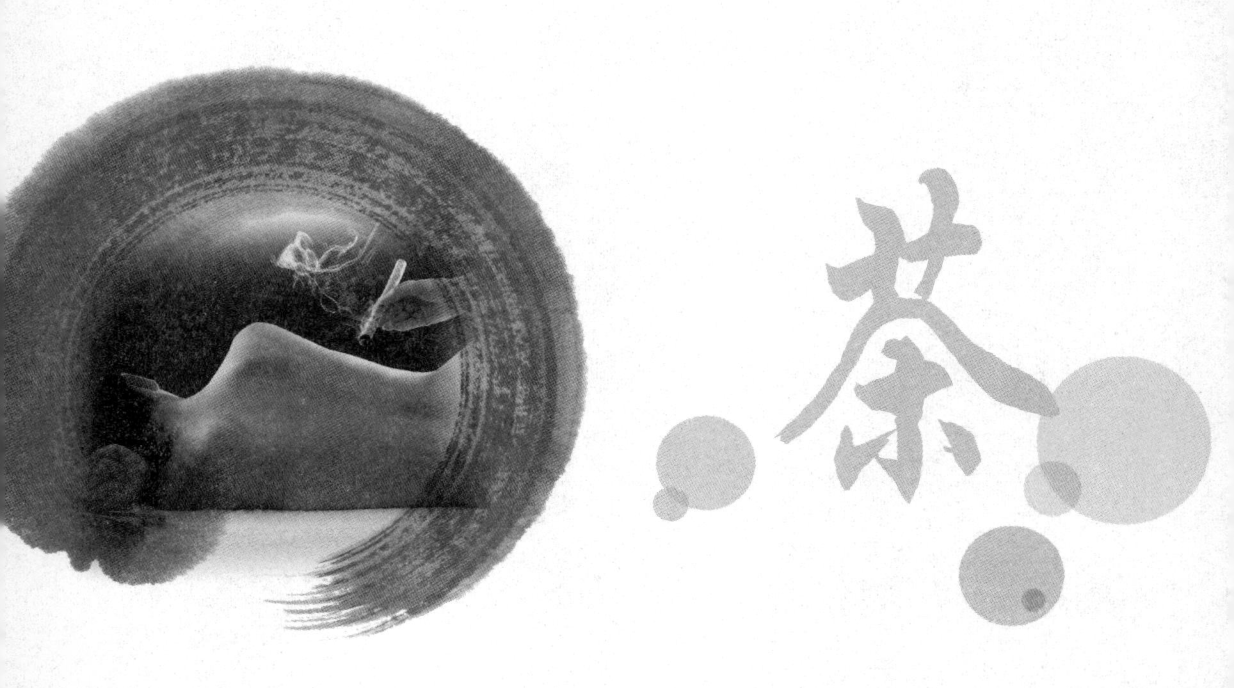

防治感冒的民间药茶

有一种病几乎人人都患过，那就是感冒。感冒是指感受风邪，出现鼻塞、流涕、喷嚏、咳嗽、头痛、恶寒发热、全身不适等症状的一种常见外感病，又称“伤风”，如果广泛流行，症状较重，则又称为“流行性感冒”。本病一年四季皆可发生，但以冬、春两季最为多见，年龄、性别之间发病无明显差异，有时可呈一定范围的流行。感冒分为普通感冒和流行性感冒，普通感冒和流行性感冒并非一回事。流行性感冒简称“流感”，主要由流感病毒所致的急性呼吸道传染病。流感病毒分为甲、乙、丙三型，其中甲型抗原极易发生变异，因此流感大流行均由甲型病毒引起，乙型和丙型呈局部小流行或散发。而中医对感冒依据病因分为风寒型、风热型和暑热型三种。感冒通常病程多在一周左右，无严重症状者可不用或少用药物。感冒虽然不是什么大病，但对人体的危害却不可小视。当人体的健康状况低下时，感冒就会找上门来。所以，可以把感冒看成人体健康的“信号灯”，人们应给予足够的重视。一般地说，只要增强体质、注意预防、及时治疗、正确用药，就能够有效防治感冒。

小贴士

每当夏秋季来临，我国南北诸省的山区、丘陵，都有一种蔓藤爬攀植物，开黄白两色的鲜花，清香扑鼻，这就是金银花。花开时初为纯白，继而变黄，十分好看。采集该花颇有讲究，须在晴天清晨露水刚干时摘取，并及时晾晒或阴干，这样药效才佳。据有关文献记载，金银花在我国已有 2200 多年栽植史。早在秦汉时期的中药学专著《神农本草经》中，就载有忍冬，称其“凌冬不凋”；金代诗人段克诗曰：“有藤鹭鸶藤，天生非人有，金花间银蕊，苍翠自成簇。”《本草纲目》载“金银花，善于化毒，故治痈疽、肿毒、疮癣……”自古以来，金银花常用于清热解毒，治疗发烧，热毒血痢，痈疡等症，亦用于风热感冒，支气管炎等病症。现代药理研究表明，金银花具有抑菌、抗病毒、抗炎、解热、调节免疫等作用。

银花山楂茶

【配料】 金银花 30 克，山楂 10 克，蜂蜜 250 克。

【制法】 将金银花、山楂放入锅内，加水适量，置武火上烧沸，3 分

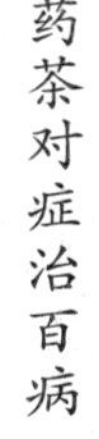

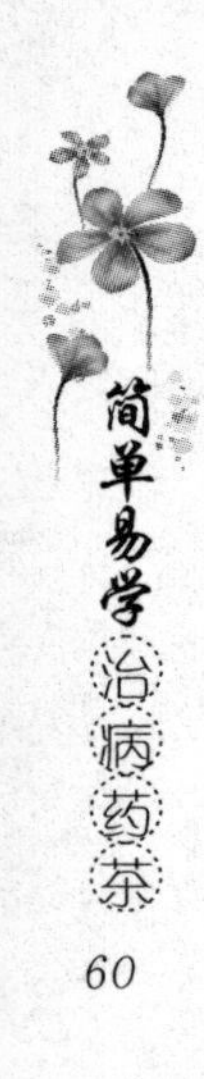

钟后取药液一次，再加水煎熬一次，将两次药液合并，放入蜂蜜，搅拌均匀即成。

【用法】每日 3 次，代茶饮用。

【功效】辛凉解表，清热解毒。适用于风热感冒。

【出处】《药茶治百病》。

银耳冰糖茶

【配料】茶叶 5 克，银耳 20 克，冰糖 20 克。

【制法】将茶叶用沸水泡汁，再把洗净的银耳加冰糖置于瓦罐中，炖熟后倒入茶汁，拌匀即可。

【用法】随时代茶饮用。

【功效】适应于感冒后期，咽喉不适、干咳不止者。

【出处】《药茶治百病》。

生姜红糖茶

【配料】生姜片 15 克，葱白适量，红糖 20 克。

【制法】将葱白切成 3 厘米长的段（共 3 段）与生姜一起，加水 50 克煮沸，加入红糖即可。

【用法】趁热代茶饮用，盖被取微汗。

【功效】止呕吐，除风湿寒热，发汗解表，和中散寒。适用于风寒感冒、发热头痛、身痛无汗者。

【出处】《百病自然疗法》。

生姜止咳茶

【配料】茶叶 5 克，生姜 10 片。

【用法】共煎汁，饭后饮用。

【功效】有发汗解表、温肺止咳的功效。治疗流感、伤寒、咳嗽等症效果好。

【出处】《药茶治百病》。

生姜葱白茶

【配料】生姜6克，葱白3寸，大枣4个。

【制法】用水煎10～20分钟。

【用法】代茶饮用，服后休息。

【功效】发汗解表。

【出处】民间验方。

生姜菜根茶

【配料】干白菜根一块，红糖50克，生姜3片。

【制法】以上三味食物用水煎服。

【用法】日服2次，代茶饮用。

【功效】发汗解表，用以治疗风寒感冒。

【出处】民间验方。

香薷厚朴茶

【配料】香薷10克，厚朴5克，白扁豆5克(或加白糖适量)。

【制法】将香薷、厚朴剪碎，白扁豆炒黄捣碎，放入保温杯中，以沸水冲泡，盖严温浸1小时。

【用法】代茶频饮。

【功效】解表清暑，健脾利湿。适用于夏季感冒夹暑湿证。

【出处】《太平惠民和剂局方》。

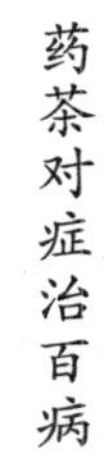

小贴士

生姜是一种防治疾病的常用药物。据《神农本草经》记载，生姜性味辛温，有解表散寒、温中止呕、化痰止咳等功能。常用来治风寒感冒、胃寒呕吐、寒痰咳嗽。据现代药理研究，生姜含有姜醇、姜烯、姜辣素等多种成分，具有解热、镇痛、抗炎、镇静、催眠、抗惊厥、兴奋心脏等作用。但生姜性味辛温，对于虚寒性体质或性质属寒性的病症较适宜。热性体质或症属实热或温热的病症必须慎用或不用。

葱豉生姜茶

【配料】连须葱白 30 克，淡豆豉 10 克，生姜 3 片，黄酒 30 克。

【制法】将葱白、淡豆豉、生姜加水 500 克，煎沸再加黄酒煎煮。

【用法】热服，代茶饮用，盖被取汗。

【功效】解表和中。适用于风寒感冒。

【出处】《孟诜方》。

葱豉荆芥茶

【配料】葱白 3 根，淡豆豉 9 克，生姜 3 片，荆芥 15 克，茶叶末 5～10 克。

【制法】共同煮水。

【用法】当茶饮用，每天 1 剂。

【功效】葱豉茶具有辛温解表、发散风寒的作用。适用于风寒感冒，无汗，鼻塞流涕等症。

【出处】民间验方。

葱白熟地茶

【配料】葱白 20 克，豆豉、生姜各 9 克，熟地、当归、麦冬各 12 克，茶叶 3～5 克，

【制法】共同煎水。

【用法】代茶饮，每天 1 剂。

【功效】葱地茶具有养血解表的功效，适用于血虚感冒，头痛身热，微寒无汗，面色无华，唇甲淡白，头晕心悸等症。

【出处】《中医民间疗法》。

小贴士

葱在汉代的《神农本草经》中，已正式作为药用。葱的药用部分指的是近根部的茎，称为葱白，其气味辛辣，性温，有发汗解热、散寒通阳的功效。现代药理研究表明，葱白有发汗解热的功效，可健胃、利尿、祛痰，对痢疾杆菌、葡萄球菌及皮肤真菌也有一定的抑制作用。由于葱白有发汗解热的功效，因此在防治感冒上，它的作用可与生姜媲美。这是民间流传颇广的方子，用葱根、白菜根、萝卜根同煮汤，称为“三根汤”，饮服用来预防感冒。此外，治疗风寒感冒还可用葱白 2～3 根煮粥，热服发汗。同时也可用连须葱白与生姜、红糖同煎，制成“姜糖葱白饮”服用，效果更好。

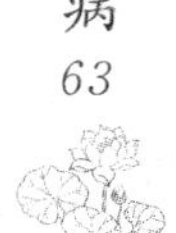

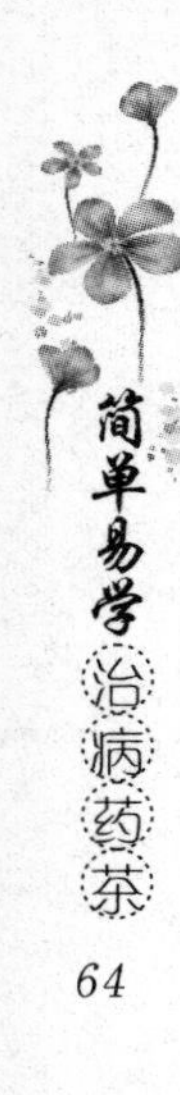

食盐感冒茶

【配料】 茶叶3克,食盐1克。

【用法】 用开水冲泡5分钟后饮服,每日分4～6次服。

【功效】 明目消炎,化痰降火。适于感冒咳嗽、火眼、牙痛等症。

【出处】 民间验方。

公英蜂蜜茶

【配料】 蒲公英20克,蜂蜜15克,甘草3克,绿茶15～20克。

【制法】 先将蒲公英、甘草、绿茶加水煎煮15分钟,取药汁加入蜂蜜服用。

【用法】 每天1剂,代茶饮用。

【功效】 公英茶具有清热解毒的作用,适用于风热感冒,发热微恶风寒,有汗不出,头痛鼻塞,口干微渴,咽红肿痛等症。

【出处】 民间验方。

三花感冒茶

【配料】 金银花15克,菊花10克,茉莉花3克。

【制法】 放入茶杯用开水浸泡。

【用法】 当茶饮用。

【功效】 三花茶具有清热解毒的作用,适用于风热感冒,发热,微恶风寒,汗出,鼻塞无涕,咽喉肿痛等症。

【出处】 民间验方。

板蓝根贯众茶

【配料】 板蓝根、贯众各30克,绿茶5克。

【制法】先将贯众、板蓝根加水煎煮两次，每次沸后20分钟，合并滤液1000毫升，用药汁泡绿茶饮用。

【用法】每天1次，连用3～5天。

【功效】板蓝根贯众茶具有清热解毒的作用，适用于预防流行性感冒。

【出处】民间验方。

小贴士

板蓝根是我国常用的大宗中药材之一，具有清热解毒、凉血利咽的功效。板蓝根抗病毒的作用最明显，常用于防治流行性感冒、流行性腮腺炎，用于咽喉肿痛，配以山豆根、射干，用鲜者捣汁服之效果更佳；用于口疮，常配生石膏、竹叶，鲜品捣汁外敷治丹毒。用于热性病及热毒发斑证，常配生地、生石膏、知母、元参。

石膏清热茶

【配料】石膏50克，紫笋茶末3克。

【制法】先将石膏研成细末，加水煎煮取汁，用药汁泡紫笋茶末。

【用法】当茶饮。

【功效】石膏茶具有清热泻火的作用，适用于流行性感冒，发热头痛，全身肌肉痛等症。此方需要医生指导下使用。

【出处】民间验方。

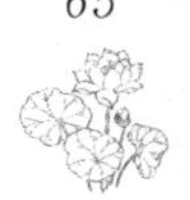

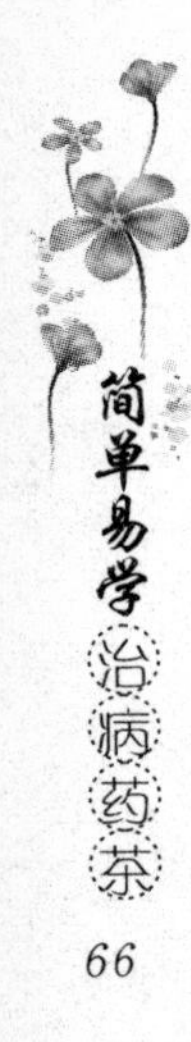

桑叶菊花茶

【配料】冬桑叶、菊花各5～10克，甘草2克，龙井茶3克。

【制法】每天泡水。

【用法】当茶饮。

【功效】桑菊茶具有驱风清热、利咽止咳的作用，适用于风热感冒，身热咳嗽，头痛咽痛，口微渴等症。

【出处】民间验方。

小贴士

中医将桑树叶称为桑叶，认为其药效极为广泛。其有止咳、去热，治疗头晕眼花、消除眼部疲劳，消肿，清血，治疗痢疾、浮肿，补肝，美肤等功效。桑叶可用于风热感冒，头痛咳嗽。由于桑叶甘寒质轻，轻清疏散，长于凉散风热，又能清肺止咳，故常用于风热感冒，或温病初起，温邪犯肺，发热、头痛、咳嗽等症，常配菊花、连翘、杏仁等同用，如桑菊饮。由于桑叶苦寒具有清泄肺热，甘寒益阴，凉润肺燥的功效，故可用于燥热伤肺、干咳少痰，轻者可配杏仁、沙参、贝母等同用，如桑杏汤；重者可配生石膏、麦冬、阿胶等同用，如清燥救肺汤。

玄参麦冬茶

【配料】玄参、麦冬、桔梗各9克，甘草、绿茶各2克。

【制法】加水适量，煎煮15～20分钟后，加入红糖10克。

【用法】当茶饮，每天1次。

【功效】玄麦茶具有清热养阴、润肺利咽的作用，适用于阴虚感冒，干咳少痰，咽喉干燥，舌红少苔等症。

【出处】《中医疗法》。

苍耳辛夷花茶

【配料】苍耳子12克，辛夷花15克，白芷30克，薄荷、茶叶各2克。

【制法】共研为细末，每天分2～3次，泡茶。

【用法】饮服。

【功效】苍耳茶具有辛温通窍、散风驱湿的作用，适用于风寒感冒，鼻塞头痛，头重而痛，流涕不止等症。

【出处】《药茶治百病》。

荆芥防风茶

【配料】茶叶6克，荆芥、防风、苏叶、生姜各10克。

【制法】加水适量，用文火煎煮15分钟，然后放入红糖30克溶化。

【用法】当茶饮服，每天2次。

【功效】具有发散风寒、驱风止痛的作用。适用于风寒感冒，恶寒，身痛，无汗等症。

【出处】民间验方。

芪术防风茶

【配料】生黄芪15克，炒白术、防风各10克，茶叶末5克。

【制法】将中药3味水煎两次，每次沸后20分钟，合并滤液1000毫

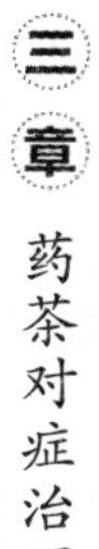

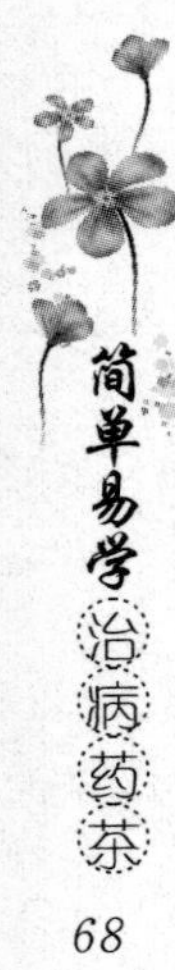

升，加入茶叶末泡茶。

【用法】当茶饮用，每天1次。

【功效】此茶具有益气、固表、止汗的作用，适用于气虚感冒，表虚不固，自汗恶风，或体虚易感风邪者。

【出处】民间验方。

小贴士

人参是祖国医药宝库中一颗璀璨夺目的明珠，从古至今，一直闪烁着迷人的光彩。早在两千多年前，我们的祖先就发现并利用人参防治疾病了。我国最早成书于东汉末年的药学典籍《神农本草经》称人参补五脏、安精神、定魂魄、止惊悸、除邪气、明目，开心益智，久服轻身延年。此后，在《伤寒论》《唐本草》以及后来的医药书籍中都有详细的记述。人参经历了任何药物所不曾经历的漫长的神话时代。经现代研究证实，人参含多种人参皂甙、挥发油、有机酸、糖类、维生素、微量元素等对人体中枢神经系统、免疫系统、心血管系统、内分泌系统等均具有良好的调节作用，具有抗休克，促进人体糖、蛋白质和脂肪代谢，增强人体抗应激能力以及抗衰老的作用。

人参苏叶茶

【配料】人参 15 克，苏叶、前胡、茯苓各 9 克，陈皮 6 克，茶叶 3 克。

【制法】共研细末，取 10 克用温开水泡茶。

【用法】每天 2～3 次。

【功效】此茶具有益气解表的作用，适用于气虚感冒，恶寒发热，头痛鼻塞，少气懒言，咳嗽痰白，面色无华等症。

【出处】《中医特色疗法》。

沙参麦冬茶

【配料】沙参、麦冬、玉竹、生地各 10 克，清茶 5 克。

【制法】共同煎汤。

【用法】当茶饮，每天 1 剂。

【功效】此茶具有滋阴解表的作用，适用于感冒挟燥，口咽干燥，鼻出热气，干咳少痰等症。

【出处】民间验方。

核桃葱姜茶

【配料】核桃仁、葱白、生姜各 25 克，茶叶 15 克。

【制法】将前三味药共捣烂，同茶叶共放砂锅中，加水 1 碗半煎沸，去渣。

【用法】当茶饮用，卧床盖被取汗，每日 1 剂。

【功效】解表散寒，发汗退热。适用于感冒发热，头痛无汗，身痛楚楚，鼻塞声重等。

【出处】民间验方。

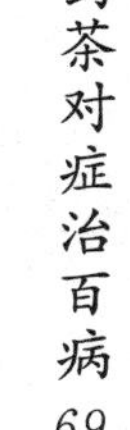

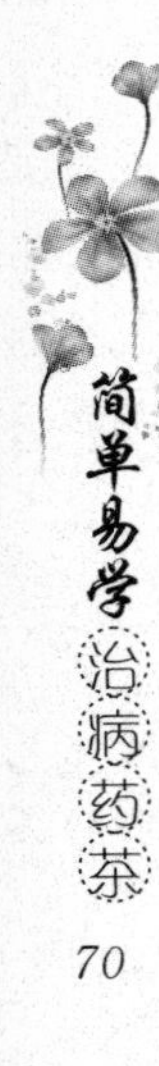

治疗慢性支气管炎的药茶

慢性支气管炎是以咳嗽、咳痰，或伴有喘息及反复发作的慢性过程为主要症状，少数人是由急性支气管炎未治愈而转为慢性支气管炎，大多数是隐潜发病。主要病因有细菌感染、刺激性烟雾、粉尘、大气污染、寒冷刺激、花粉等过敏，尤其是长期吸烟者，该病发生率较不吸烟者高2～8倍，吸烟时间越长、量越大，患病率越高。本病多发生在中老年，男性多于女性，病情发展缓慢，严重时可并发阻塞性肺气肿甚至慢性原发性心脏病，是一种危害身体健康的常见病。以下药茶方对慢性支气管炎症状的缓解有一定的辅助治疗作用。

灵芝沙参百合茶

【配料】 灵芝10克，南、北沙参各6克，百合10克。

【制法】 将灵芝先用温水浸泡半小时，再加沙参、百合三味同煎沸，置保温瓶中。

【功效】 益肺补虚，祛痰止嗽。适用于慢性支气管炎或支气管哮喘，风寒（热）、痰热已去，仍咳喘不已，时有咳痰、气急。

【用法】 代茶温饮，每日1剂。

【出处】《食物中药与便方》。

橄榄萝卜茶

【配料】 橄榄30克，萝卜50～100克。

【制法】 将橄榄、萝卜煎汤。

【用法】 每日1剂，代茶频饮。

【功效】 健胃消食，止咳化痰。适用于老年慢性支气管炎、肝气郁滞、两胁作痛、饮食积滞等。

【出处】 民间验方。

小贴士

萝卜又名莱菔、罗服。我国是萝卜的故乡，栽培食用历史悠久，早在《诗经》中就有关于萝卜的记载。它既可用于制作菜肴，炒、煮、凉拌等俱佳；又可当作水果生吃，味道鲜美；还可腌制泡菜、酱菜。萝卜营养丰富，有很好的食用、医疗价值。俗语说，"常吃萝卜菜，啥病也不害"，"常吃萝卜喝热茶，不用大夫到自家"，"冬吃萝卜夏吃姜，一年四季保安康"。可见萝卜对人体有极为重要的保健作用。民间把萝卜作为顺气消食的"保健食物"。老人常吃萝卜，可降低血脂，软化血管，有稳定血压、预防冠心病的作用。由于萝卜熟吃有益胃、行气之效，睡觉前吃些萝卜，可帮助消化，避免食积，增进睡眠。萝卜汁对慢性支气管炎有食疗作用。

芦根茅根茶

【配料】鲜芦根60克，鲜茅根30克。

【制法】将上两味洗净、阴干、切碎，煎水。

【用法】每日1～2剂，代茶频饮。

【功效】本方具有清解肺热、生津止渴的作用，适用于秋燥季节的急慢性支气管炎，症见咳嗽少痰，或干咳无痰，或痰带血丝，口干口渴，咽喉痒痛等。

【出处】民间验方。

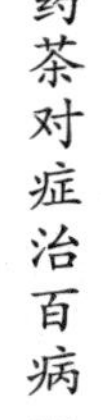

罗汉果茶

【配料】 罗汉果15～20克。

【制法】 用开水冲泡15分钟。

【用法】 每日1剂,代茶频饮。

【功效】 本方具有清肺止咳、润肠通便的作用,适用于支气管炎咳嗽痰多,伴咽喉疼痛、大便秘结等症。

【出处】 民间验方。

小贴士

罗汉果又名汉果、罗晃子等,产于我国广西。罗汉果汁还可用于烹调,清香可口,罗汉果被人们誉为"神仙果"。罗汉果是一种具有止咳定喘、解热抗痨作用的稀有水果,同时,也是一种具有特殊甜味物质的甜果,被称为止咳定喘的良药,对伤风感冒、咳嗽多痰、胃热便秘以及慢性咽喉炎、慢性支气管炎等症也有辅助疗效。罗汉果还具有清热凉血、化痰止咳、润肺滋肠等作用,是歌唱演员、播音员的最佳保健食品。现代医学研究还证明,罗汉果是一种防治高血压、高血脂、肥胖症的果品,罗汉果中含有丰富的糖甙,具有降血糖作用,可辅助治疗糖尿病和肥胖症。

橘红生姜茶

【配料】橘红 10 克,白茯苓 15 克,生姜 5 片。

【制法】将上述材料水煎去渣取汁。

【用法】代茶饮,每次 1 剂。

【功效】宽胸,理气,消积。适用于老年慢性支气管炎咳嗽痰多、淡白稠、食欲不振等症。

【出处】民间验方。

小贴士

长期以来,许多人对橘红、化橘红的认识混杂不清。多数人只熟悉橘红,而且习惯将化橘红也称为橘红。其实,橘红、化橘红是两种不同的中药材,均为现行《中华人民共和国药典》收载品种。橘红为芸香料植物橘及其栽培变种的成熟果皮的外层红色部分。橘的成熟果皮称为橘皮,因为新鲜的橘皮味较辛辣,故橘皮历来以陈久者为良,因此橘皮又称为陈皮。橘皮在过去加工方法中,常将橘皮剖成两层,以外层色红部分称为橘红,以内层色白部分称为橘白。中医认为:橘红性燥,有燥湿化痰之功;橘白则能化湿和胃而无燥烈之弊。20 世纪 60 年代后,由于简化加工手续,人们只用橘皮一药,不再分橘红、橘白了。综上,通俗的说,橘红就是我们平常生活中所说的橘子皮。

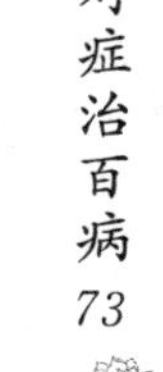

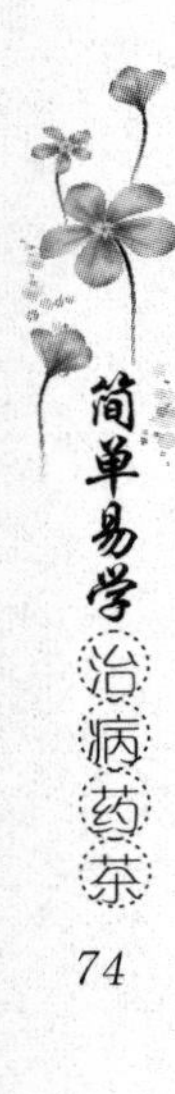

橘红润肺茶

【配料】橘红10克,绿茶4.5克。

【制法】将上二味放入茶杯中,用沸水冲泡,再在沸水锅中隔水蒸20分钟即可。

【用法】每日1剂,代茶频饮。

【功效】本方具有润肺、消痰、利气的作用,适用于咳嗽嗽痰多,痰黏似胶,难以咳出,胸闷等症。

【出处】民间验方。

玄参麦冬茶

【配料】玄参、麦冬各50克,乌梅24克,桔梗30克,甘草15克。

【制法】上药研制成粗末,混合均匀,分袋包装,每包18克。每次1包,每日2～3次,放入茶杯中,沸水冲泡。

【用法】代茶饮用,每日1剂。

【功效】本方具有润肺止咳的作用。适用于肺阴亏虚,爆咳无痰,或痰少黏稠,难以咳出等症。

【出处】民间验方。

胡桃五味子茶

【配料】胡桃仁、五味子、蜂蜜各适量。

【制法】胡桃仁20～30克,分早晚两次嚼咽,用五味子9克,蜂蜜1～2匙,用沸水冲泡。

【用法】代茶饮用。

【功效】补肾敛肺,生津润燥。主治肺肾两虚,喘咳,动则加重,易于出汗,腰酸乏,大便偏干,如老慢支伴发肺气肿。

【禁忌】肺肾不虚而热邪蕴肺者，不宜饮用。

【出处】民间验方。

川贝莱菔子茶

【配料】川贝母、莱菔子各15克。

【制法】上二味共研粗末，沸水冲泡。

【用法】代茶饮，每日1剂，不拘时温饮。

【功效】本方具有润肺化痰、降气止咳、平喘的作用。适用于慢性支气管炎、喘息性支气管炎所致的咳嗽痰多，黏稠难以咳出，喘憋，腹胀等症。

【出处】民间验方。

小贴士

贝母有两种，一种是川贝，一种叫象贝或者叫浙贝，出在浙江一带，也称大贝。川贝的作用是清热、化痰、止咳、润肺，如果是象贝或者是浙贝，它主要是软坚散结。我们用川贝和莱菔子的作用是相辅相成的，它都能起到一个润燥、生津、利肺、化痰的作用。

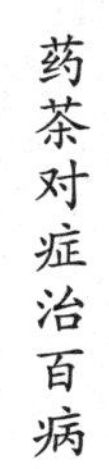

灵芝银耳茶

【配料】灵芝9克，银耳6克，冰糖适量。

【制法】先将银耳用水泡开，拣去杂质及硬梗心，同洗净的灵芝共置砂锅中，文火炖30分钟至1小时左右，至银耳汤稠，捞出灵芝，调入冰糖适量。

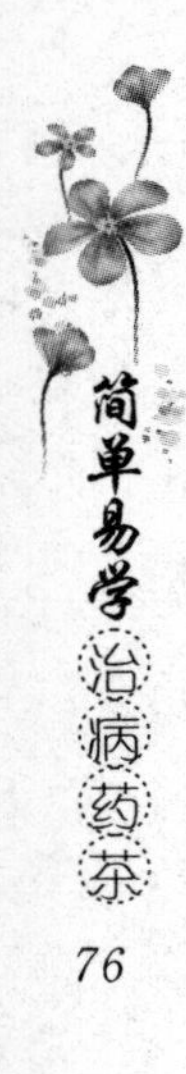

【用法】分2～3次饮用，每日1剂。

【功效】养阴润燥，安神，止咳。适用于慢性咳喘，反复发作，致肺肾两虚，症见咳嗽气短，时吐痰涎，心神不安，失眠多梦，怔忡，健忘者，如老年慢性支气管炎、慢性肺心病。亦可用治热病后肺阴不足，出现上述症状者。

【禁忌】脾胃湿热，舌苔厚腻者忌用。

【出处】《实用食疗方精选》。

小贴士

方中银耳、冰糖为治阴虚肺燥咳嗽及虚劳咳嗽的食疗佳品。灵芝性味甘平，功能养心安神，补肺益气，止咳平喘。现代药理表明，灵芝能增强神经系统功能，具有镇咳、祛痰、平喘作用，并可促进支气管黏膜上皮修复再生；能显著提高人体耐缺氧能力，还有降压、强心、改善冠脉循环、降低血液中胆固醇等作用；还可提高人体非特异性免疫功能和抑制过敏反应，保肝与解毒作用等。

饴糖萝卜茶

【配料】白萝卜汁30克，饴糖20克。

【制法】将白萝卜汁、饴糖与适量沸水搅匀。

【用法】代茶饮用，每日1剂。

【功效】润肺止咳。适用于慢性支气管炎等症的辅助治疗。

【出处】《本草汇言》。

姜蒜红糖茶

【配料】大蒜、红糖各 10 克，生姜 2 片。

【制法】上述用料加清水煮汤，去渣即成。

【用法】代茶饮用，每日 1 剂。

【功效】止咳，止呕。适用于慢性支气管炎等症的辅助治疗。

【出处】《贵州中医验方》。

苓藕百合茶

【配料】茯苓、鲜藕、山药、百合、大枣。

【制法】先将鲜藕切片，大枣去核。每次取鲜藕 60 克，山药 30 克，百合、茯苓各 20 克，大枣 10 枚，同煮至稠糊（可加入冰糖适量）。

【用法】分次用沸水兑稀后代茶饮用。每日 2～3 次。

【功效】补脾益肺，止咳宁嗽。适用于慢性支气管炎缓解期，咳嗽迁延不愈，胃纳不旺，或偶见痰中带血者。

【出处】《药茶治百病》。

小贴士

本方为滋补食疗剂，适用于一切脾肺虚证。方中的茯苓益脾渗湿，山药补脾益肺，百合养阴润肺止嗽，鲜藕凉血润肺，大枣补脾养血。全方清而不燥，补而不滞，对老年咳喘体弱食少者，有药食双补的功效。

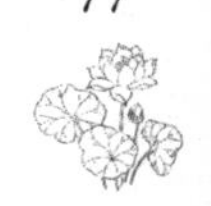

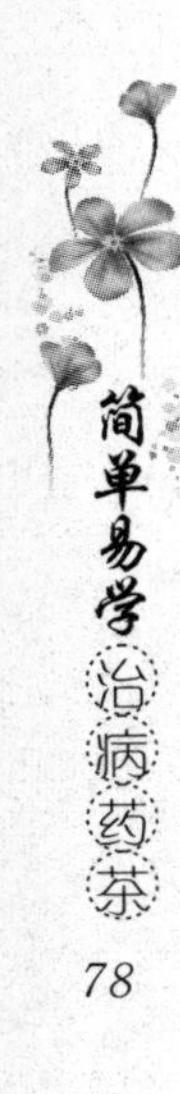

虫草沙参茶

【配料】冬虫夏草 5 克，北沙参 10 克。

【制法】将上二味置入砂锅中，用文火煎 30 分钟，连同药渣倾入保温杯中，盖闷 10 分钟。

【用法】代茶饮，汁尽可再加开水浸泡后饮用，每日 1 剂。

【功效】补肺益肾，润燥止嗽。适用于久咳不愈，肺阴亏虚或肺肾两虚，症见潮热、盗汗、骨蒸、羸瘦，如肺结核病和慢性支气管炎迁延反复发作者。亦可用治热病、大病后，肺虚咳嗽、低热。

【禁忌】脾肾阳虚，畏寒便溏者忌用。

【出处】《四川中药志》。

小贴士

慢性支气管炎在缓解期，多呈肺脾两虚证，此时咳痰量虽少，但咳嗽迁延不愈，体质呈虚弱状态，如此时不注意饮食调养，则一遇风寒便迅即发作。本方在以鲜奶滋养脾胃增强体质的基础上，加用杏仁祛痰止咳，冰糖润肺止咳，可收药食双补之功。临床研究，服用小量杏仁，其所含苦杏仁甙在体内慢慢分解，逐渐产生微量氢氰酸，其能轻度抑制呼吸中枢，而达镇咳、平喘作用。

杏仁奶茶

【配料】苦杏仁、白糖、牛奶。

【制法】取带皮杏仁10枚，捣碎，同冰糖6克，置盖杯中，以适量沸水冲泡，闷置15分钟后，取清液兑入鲜牛奶半斤，饮用。

【用法】每日1～2次，空腹时代茶饮用。

【功效】润肺止咳。适用于慢性支气管炎，咳嗽迁延不已，体虚瘦弱，动则气急出汗。

【禁忌】痰液黄稠难出者慎用。

【出处】《患者保健食谱》。

肺结核的滋补药茶疗法

结核俗称"痨病"，是结核杆菌侵入体内引起的感染，是一种慢性和缓发的传染病，潜伏期4～8周。其中80%发生在肺部，其他部位(颈淋巴、脑膜、腹膜、肠、皮肤、骨骼)也可继发感染。结核杆菌主要经呼吸道传播，传染源是接触排菌的肺结核患者。新中国成立后人们的生活水平不断提高，结核已基本控制，但近年来，随着环境污染的增加，结核病又卷土重来，发病率不断增加。而一旦患了肺结核病后，特别是在服异烟肼、利福平等抗结核药物时，常会引起食物中毒或食物过敏，所以结核病患者更应注意生活中的食物选择，以便做到疾病的尽快恢复。以下药茶方对肺结核病的恢复有一定的辅助作用。

生山药茶

【配料】生山药50克。

【制法】将生山药绞汁，稍煎。

【用法】代茶温饮。

【功效】结核潮热，咳喘，自汗，心悸。主治肺阴两亏而引起的肺痨(肺结核)发热，或喘或咳，或自汗乏力，以及由于脾肾气虚，小便不利而致的大便泄泻等。

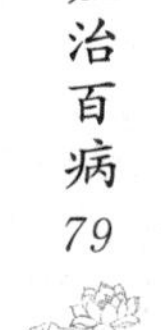

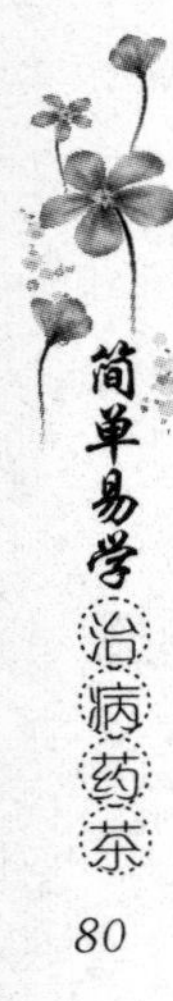

【出处】《药茶疗法》。

山药牛蒡茶

【配料】生山药 40 克，牛蒡子(炒捣)12 克，柿霜饼 15 克。

【制法】先将山药、牛蒡子煮汤，去渣，再入柿霜饼泡溶即可。

【用法】代茶饮，每次 1 剂。

【功效】主治肺脾气阴不足而引起的虚热，肺痨咳嗽，喘逆，饮食懒进。对虚痨之喘嗽，颇为相宜。

【出处】民间验方。

小贴士

山药原名薯蓣，能补虚羸，除寒热邪气，补中益气，长肌润肤。山药可以入药，治疗许多疾病。干山药补而不滞，益肺胃之阴，不热不燥，还能固肾益精，所以是中医常用药物。山药的价值，一方面在于它的营养，另一方面在于它的药用。山药久服使耳目聪明，轻身不饥，是延年益寿，美容增须的食用佳品。现代医学研究则发现山药富含果胶，食用后能减少肠道内致癌物对肠道的刺激，对预防消化道肿瘤有利。近年又发现山药是人体干扰素的诱生剂，能增加 T 淋巴细胞的活性，提高网状内皮系统的吞噬能力，促进细胞免疫功能，临床实践认为可用山药扶正祛邪以防癌、抗癌；特别对预防消化道肿瘤和手术切除癌肿后预防复发有益。

鲜功劳叶茶

【配料】鲜嫩功劳叶 60 克。

【制法】水煎数沸。

【用法】代茶频频饮之。

【功效】主治结核病之潮热,咳嗽咯血。

【出处】民间验方。

人参叶茶

【配料】参叶 10 克。

【制法】水煎或开水冲泡。

【用法】代茶饮。

【功效】主治骨蒸劳热,腰腿痛,防中暑。

【出处】民间验方。

枸骨叶茶

【配料】枸骨叶、茶叶各 500 克。

【制法】将上药晒干,共为粗末,混合均匀,加入适量面粉糊作黏合剂,用模型压成块状或饼状,烘干即得,每块重约 4 克。开水冲泡。

【用法】代茶饮,每次 1 剂。

【功效】主治肺痨咳嗽,劳伤失血,腰膝痿弱,风湿痹痛,跌打损伤等。据药理研究表明,枸骨叶尚有生理性避孕作用。

【出处】民间验方。

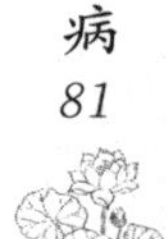

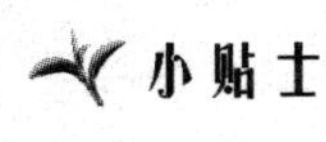

小贴士

枸骨叶为冬青科植物枸骨的干燥叶。秋季采收,除去杂质,晒干。呈类长方形或矩圆状长方形,偶有长卵圆形,长3～8cm,宽1.5～4cm。先端具3枚较大的硬刺齿,顶端1枚常反曲,基部平截或宽楔形,两侧有时各具刺齿1～3枚,边缘稍反卷;长卵圆形叶常无刺齿。上表面黄绿色或绿褐色,有光泽,下表面灰黄色或绿色。叶脉羽状,叶柄较短。革质,硬而厚。无臭,味微苦。中医认为其能清热养阴,平肝,益肾。可用于肺痨咯血,骨蒸潮热,头晕目眩,高血压等病症的治疗。

增液润肺茶

【配料】玉竹、麦冬、沙参、生地各12克。

【制法】上药切成薄片或研为粗末,置保温杯中,以沸水200毫升冲泡,盖闷15分钟,

【用法】代茶饮。每日1剂。

【功效】养阴生津润燥。主治口燥咽干、舌红,大便干结。亦可用于肺结核病潮红、颜红、口干者。

【禁忌】脾胃湿热、口苦、舌苔黄腻者忌用。

【出处】《食物中药与便方》。

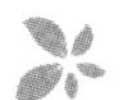

肥胖者宜喝的减肥药茶

肥胖是人体内含有多余脂肪的一种病态，是营养过剩的表现。医学家给“肥胖”下了这样的定义：肥胖是指当人体摄取食物过多，而消耗热量的体力活动减少，摄入的热量超过了机体所消耗的热量，过多的热量在体内转变为脂肪大量蓄积起来，使脂肪组织的量异常地增加，体重超过正常值20％以上，有损于身体健康的一种超体重状态。成人男性标准体重＝［身高（cm）－100］×0.9；成人女性标准体重＝［身高（cm）－100］×0.85；儿童标准体重＝年龄×2＋8（1.3m以上的按成年人体重计算）。一般来说，超过标准体重的10％，称为超重，而超过20％，就属于肥胖了。肥胖又根据超过标准体重的程度而分为：轻度肥胖（超重20％）、中度肥胖（超重30％）和重度肥胖（超重50％）。但是健美运动员，即便体重超过20％，亦不属于肥胖范畴。

玫瑰减肥茶

【配料】玫瑰花15克，龙井茶5克，番泻叶5克。

【制法】按照一般泡茶包的方法浸泡。

【用法】代茶饮用。

【功效】降脂减肥。龙井茶有助于去脂，番泻叶有助大便畅通，而玫瑰花则可疏肝排毒。此茶所有配料皆有助于减肥。

【禁忌】因为番泻茶有轻泻作用，身体较弱之人不宜饮用。

【出处】《药膳食疗》。

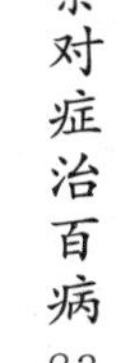

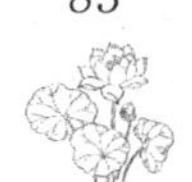

小贴士

目前，肥胖人口日见增多，全球已达12亿。联合国环境调查组织——世界观察协会公布的一项调查报告表明：肥胖正在成为世界范围的一个重要问题，与上世纪80年代相比，全世界超重人数大幅度增长，已有12亿人口。美国有55%的人超重，23%的成人肥胖，20%的儿童肥胖或超重。在英国，有1/5的女性和1/6的男性肥胖；45%的男性和33%的女性超重。在西方国家，每年花在肥胖症上的支出占医疗总支出的2%～5%。据我国有关部门公布的数字，我国肥胖人口已达7000万左右，占总人口的4%～5%，我国城市人口中有17%是肥胖者，大中城市肥胖人口占总人口的30%以上，儿童有51%是肥胖者。由此可见防治肥胖刻不容缓。

布楂减肥茶

【配料】布楂叶20克，山楂15克，蜜枣4粒。

【制法】将上述配料加适量水于茶煲中小火煲25分钟。

【用法】代茶饮用。

【功效】布楂叶及山楂肉均有去脂的作用，而蜜枣的作用是增加药水的甜味。适合于减肥之用。

【出处】《药膳食疗》。

乌龙减肥茶

【配料】乌龙茶叶3～5克。

【制法】用开水冲泡后饮用。

【用法】代茶饮用。

【功效】清热消渴，减肥。适用于高脂血症，可燃烧体内脂肪，宜于减肥者饮用。

【出处】《茶疗》。

小贴士

乌龙茶是常饮的青茶之一，以该茶的创始人(清代苏乌龙)而得名，是中国诸大茶种中，属特色鲜明的种类，往往是“茶痴”的最爱。乌龙茶既有红茶的浓鲜味，又有绿茶的清香，味道较为清淡。由于乌龙茶不寒不热，是一种中性茶，适合大多数人饮用。乌龙茶是半发酵茶，几乎不含维生素C，却富含铁、钙等矿物质，并含有促进消化酶生成和分解脂肪的成分。饭前、饭后喝一杯乌龙茶，可促进脂肪的分解，使其不被身体吸收就直接排出体外，防止因脂肪摄取过多而引发的肥胖。

明子减肥茶

【配料】荷叶3克，决明子6克，制大黄3克，首乌3克。

【制法】用开水冲泡。

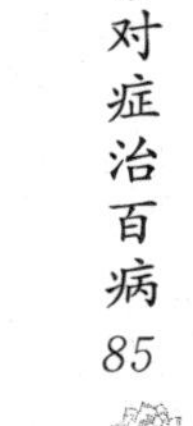

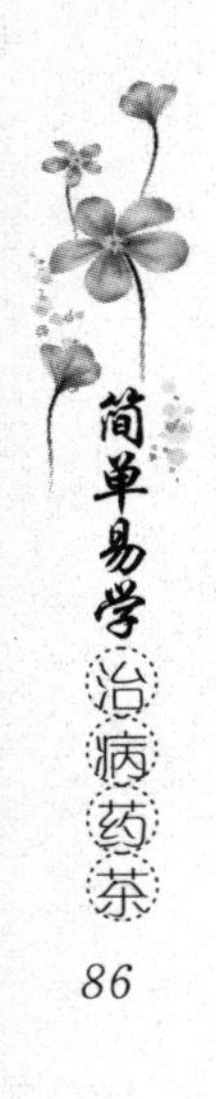

【用法】代茶饮用。

【功效】消积，润肠，减肥。适用于肥胖、便秘患者饮用。

【出处】《药膳食疗》。

茅根减肥茶

【配料】白茅根 20 克。

【制法】开水泡 10 分钟。

【用法】代茶饮用。

【功效】利湿除胀，减肥消积。适用于单纯性肥胖、高脂血症。

【出处】民间验方。

槐叶减肥茶

【配料】嫩槐叶 2.5 千克。

【制法】取嫩槐叶，蒸熟后曝干，捣碎为末作茶。随时饮用。

【用法】代茶饮用。

【功效】祛风润肠，减肥降压。适用于肥胖、高血压等。

【出处】民间验方。

荷叶减肥茶

【配料】鲜荷叶 1 张(晒干)，生山楂、生米仁各 10 克，陈皮 5 克。

【制法】将上药共研细末混匀，开水泡饮。

【用法】代茶饮用。

【功效】利湿除胀，减肥消积。适用于单纯性肥胖、高脂血症。有人用此茶治疗单纯性肥胖 41 例，显效(体重减轻 2 千克以上)27 例，显效率 68.2%。

【出处】民间验方。

小贴士

荷叶为多年水生草本植物莲的叶片。荷叶减肥的主要原因是因为其中的主要成分叫荷叶碱,是具有消脂作用的。明代有一本书里边记载着:荷叶服之,令人瘦劣。中国自古以来就把荷叶奉为瘦身的良药。因为荷花的根(藕)和叶有单纯利尿、通便的作用。经过炮制后的荷叶味苦涩、微咸,性辛凉,具有清暑利湿、升阳发散、祛瘀止血等作用,对多种病症均有一定疗效。

山楂减肥茶

【配料】山楂、槐花各 10 克,麦芽 15 克,枸杞 30 克及萝卜 1 个。

【制法】

(1) 先将萝卜加 1500 毫升(约 6 碗)的水,大火煮沸再转小火直到萝卜煮熟。

(2) 加入其他药材,再煮 15 分钟即可。

【功效】

(1) 山楂可消肉除油,降低胆固醇和血脂肪,避免消化不良。

(2) 麦芽能消除米、面堆积引起的胃胀不适。

(3) 槐花可以预防因生活不规律及熬夜后引起的火气上升或痔疮发作。

【出处】民间验方。

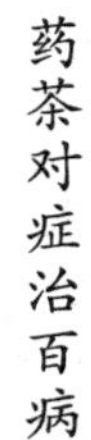

番泻叶减肥茶

【配料】 红枣 50 克，番泻叶 100 克。

【制法】 将枣去核，焙干，捣为粗末，番泻叶亦焙干轻捣，混合均匀，装瓶备用。

【用法】 每次取 5 克，用沸水冲泡，加盖焖 20 分钟后，代茶饮用。

【功效】 健脾减肥。

【出处】 民间验方。

小贴士

番泻叶是一种常见的泻下药，主治热结便秘，积滞腹胀。在医院中常把它作为肠道检查前的清肠剂，或用来为部分急性便秘患者解除便秘之苦。不少人认为番泻叶属于天然药物，安全可靠，再加上价格低廉、服用方便，许多人自购番泻叶医治便秘或减肥。然而近年来有关番泻叶的不良反应屡屡出现，常见的如胃肠系统的毒副作用：番泻叶中所含的番泻甙能抑制大肠对水分的吸收，使肠内容物急剧增加，同时还能增加大肠的张力，引起腹痛、恶心、呕吐等，严重者可诱发上消化道出血，表现为上腹疼痛、呕吐咖啡样液体或出现柏油样便。因此，有胃溃疡或有消化道出血病史者不能用番泻叶。所以，此茶减肥宜在医生的指导下应用。

绿豆减肥茶

【配料】绿豆 80 克，生大黄 5 克，蜂蜜 20 克。

【制法】

(1)将绿豆洗净，放入砂锅，加清水适量，浸泡 25 分钟，待用。

(2)将生大黄洗净，切片，加水煎约 15 分钟，取汁 100 毫升，备用。

(3)浸泡绿豆的砂锅置火上，大火煮沸，改用小火煨煮 1 小时，待绿豆酥烂，离火，将生大黄汁与蜂蜜兑入绿豆汤中，拌和均匀即成。

【用法】代茶饮用。

【功效】清热解毒，散瘀通便，活血减肥。

【出处】民间验方。

决明减肥茶

【配料】炒决明子 30 克。

【制法】将炒决明子放入有盖杯中，用沸水冲泡，加盖闷 15 分钟即可饮服，一般可冲泡 3～5 次。

【用法】代茶饮用。

【功效】清肝减肥，明目润肠。适宜于肝经湿热型肥胖。

【出处】《疾病自然疗法》。

金橘萝卜茶

【配料】金橘 5 个，萝卜 1/2 个，蜂蜜 20 克。

【制法】

(1)将金橘洗净后去子，捣烂。

(2)萝卜洗净，切丝榨汁，将金橘泥、萝卜汁混匀，放入蜂蜜调匀。

【用法】代茶饮用。

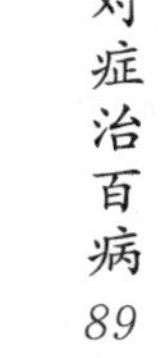

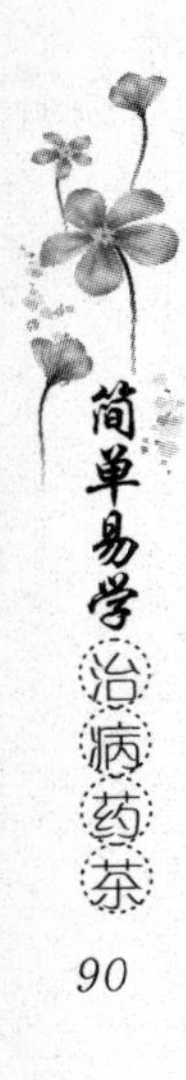

【功效】顺气和胃,减脂肪,护肝。适宜于肝郁气滞型肥胖。

【出处】《疾病自然疗法》。

大黄减肥茶

【配料】制大黄 3 克,蜂蜜 15 克。

【制法】

(1)将制大黄洗净,晒干或烘干,研成极细末,备用。

(2)每次 1 克,倒入大杯中,用沸水冲泡,加盖,闷 15 分钟,兑入 10 克蜂蜜,拌和均匀。

【用法】代茶饮用。

【功效】祛瘀减肥。

【出处】民间验方。

小贴士

大黄性味苦寒,具有导泻、利胆、抗菌消炎、减肥、利尿、止血等功效。但需要说明的是,大黄的减肥作用是有限的,还需要配合适当的运动、控制饮食等综合治疗才能奏效。大黄在祖国医学宝库中,确实是味好药,但"是药三分毒",大黄虽好,也不可久服,久服大黄可引发肝硬化、电解质紊乱等并发症。因而此茶也不可长期服用。

三七减肥茶

【配料】三七 5 克,绿茶 3 克。

【制法】

(1)将三七洗净,晒干或烘干,切成饮片或研末。

(2)三七与绿茶同放入杯中,用沸水冲泡,加盖,闷15分钟即可饮用。一般可连续冲泡3～5次。

【用法】代茶饮用。

【功效】活血化瘀,抗肥胖。适宜于气滞血瘀型肥胖。

【出处】《疾病自然疗法》。

桃花减肥茶

【配料】川桃花15克。

【制法】桃花泡水喝。

【用法】代茶饮用。

【功效】桃花减肥茶不但能减肥,而且能使脸色白皙红润。

【出处】《疾病自然疗法》。

小贴士

桃花减肥茶在中医经典《肘后方》《千金要方》中都有收载,均指出能"细腰身",说明本品具有明显的减肥作用。桃花之所以能减肥,是因为它具有荡涤痰浊,使之从大便而出的功效。李时珍认为"走泄下降,利大肠甚快,用以治气实人病水饮肿满、积带大小倒闭塞者,则有功无害。"可见桃花有祛水消胖、减肥的作用。

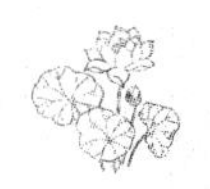

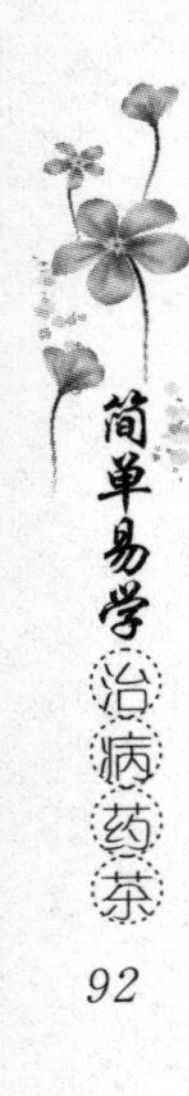

高血压病常喝的降压药茶

高血压病又称原发性高血压，是以动脉血压升高，尤其是以舒张压持续升高为特点的全身性慢性血管疾病。凡正常成年人在未服抗高血压药物情况下，收缩压应小于或等于 140 mmHg(18.9 kPa)，舒张压应小于或等于 90 mmHg(12 kPa)。如果成人收缩压大于或等于 160 mmHg(21.3 kPa)，舒张压大于或等于 95 mmHg(12.6 kPa)者为高血压。若收缩压在 141～159 mmHg(18.9～21.2 kPa)之间，舒张压在91～94 mmHg(12.1～12.5 kPa)之间，为临界高血压。一般来说，在收缩压与舒张压之间，医生比较看重的是收缩压的数据，而非舒张压。年过 50 岁的中老年人，若收缩压逾 140 mmHg，其罹患心血管疾病的风险系数，要比舒张压指数显示的风险系数更高。以下药茶方对于高血压病患者降压有较好的辅助治疗作用，可供选用。

山楂首乌茶

【配料】 生山楂 30 克，何首乌 20 克。

【制法】 水煎取汁。

【用法】 代茶饮用。

【功效】 山楂能改善冠状动脉供血，具有促消化、增进食欲、降低血脂的作用。对高血压病、冠心病者长期服用效果更佳。

【出处】《药茶治百病》。

菊花乌龙茶

【配料】 杭菊花 10 克，乌龙茶 3 克。

【制法】 开水冲泡。

【用法】 代茶饮用。

【功效】清热明目，平肝降压。饮用此茶对防治高血压可有一定的疗效。

【出处】民间验方。

菊花降压茶

【配料】白菊花 20 克。

【制法】沸水泡。

【用法】代茶饮用。

【功效】清热解毒，平肝降压。对早期高血压、头痛、头晕、耳鸣效果佳。

【出处】《中国茶疗》。

小贴士

泡饮菊花茶时，最好用透明的玻璃杯，每次放上4～5粒，再用沸水冲泡即可。若是饮用的人多，可用透明的茶壶，每次放一小把，冲入沸水泡2～3分钟，再把茶水倒入每个人的透明玻璃杯中即可。饮菊花茶时可在茶杯中放入几颗冰糖，这样喝起来味更甘。菊花茶对口干、火旺、目涩，或由风、寒、湿引起的肢体疼痛、麻木的疾病均有一定的疗效。健康的人平时也可当开水饮用。每次喝时，不要一次喝完，要留下三分之一杯的茶水，再加上新茶水，泡上片刻，而后再喝。由于菊花茶的药效，它普遍被人们喜爱。现代科学已能提取菊花中的有效成分，制成菊花晶、菊花可乐等饮品，让喜爱快捷省时的人饮用起来更为方便。菊花茶是老少皆宜的茶饮品。

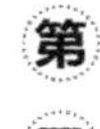

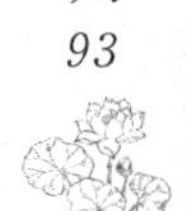

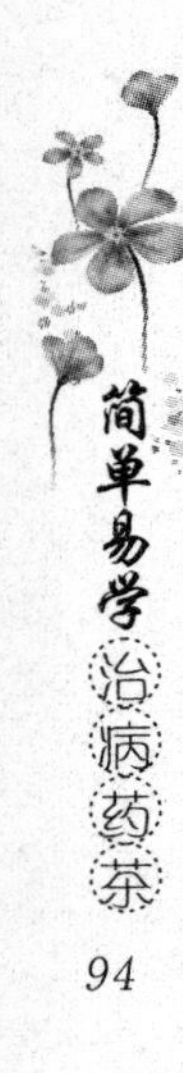

荷叶降压茶

【配料】荷叶 100 克。

【制法】水煎取汁。

【用法】代茶饮。

【功效】有清热解暑,扩张血管,降低血脂、血压的作用。对于肥胖兼有高血压者更为适合。

【出处】《中国茶疗》。

三七红花茶

【配料】三七 15 克,红花 15 克。

【制法】水煎取汁。

【用法】代茶饮。

【功效】三七有活血化瘀的作用,可改善心肌供血。主治高血压病。

【出处】民间验方。

钩藤天麻茶

【配料】钩藤 15 克,天麻 15 克。

【制法】水煎 15 分钟(不可超过 20 分钟,否则有效成分被破坏,影响降压效果)后服用。

【用法】代茶饮用。

【功效】平肝潜阳,镇静安神。主治高血压病。

【出处】民间验方。

玉米须降压茶

【配料】玉米须 50 克，益母草 30 克。

【制法】水煎取汁。

【用法】代茶饮。

【功效】玉米须有健胃、利尿、消肿作用。临床上广泛用于高血压病、肾炎及心脏病引起的水肿。

【出处】民间验方。

小贴士

中医认为玉米须能利水消肿，泄热，平肝利胆，还能抗过敏，治疗肾炎水肿、肝炎、高血压、胆囊炎、胆结石、糖尿病、鼻窦炎、乳腺炎等。玉米须对人有利尿作用，可以增加氯化物排出量，所以对各种原因引起的水肿都有一定的疗效。玉米须对末梢血管有扩张作用，所以有较弱的降压作用。玉米须能促进胆汁排泄，可作为利胆药用于没有并发症的慢性胆囊炎或胆汁排出障碍的胆管炎。玉米须和退黄的茵陈配合，还可以治疗肝炎导致的黄疸。因为玉米须能加速血液凝固过程，提高血小板数目，能够抗溶血，所以可以作为止血药兼利尿药，应用于膀胱及尿路结石，还可以用于急性溶血性贫血。因为它有抗过敏作用，所以也可以用于治疗荨麻疹和哮喘等。另外，玉米须还有开胃的作用。

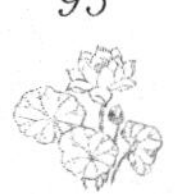

夏枯草茶

【配料】夏枯草30克，芹菜根50克。

【制法】水煎取汁。

【用法】代茶饮用。

【功效】平肝阳，降血压，对目赤、头晕有效。

【出处】《药茶治百病》。

车前子茶

【配料】车前子30克，白茅根50克。

【制法】水煎取汁。

【用法】代茶饮用。

【功效】车前子有明显的利尿降压作用。常见于高血压、慢性肝炎水肿的治疗，可长期服用。

【出处】民间验方。

菊楂决明茶

【配料】菊花10克，生山楂片15克，决明子15克，白糖适量。

【制法】将决明子打碎，同菊花、生山楂片水煎20分钟后，加白糖。

【用法】代茶饮用。

【功效】疏风散热平肝，润肠通便降压。适用于高血压兼有冠心病患者，对阴虚阳亢、大便秘结等症更有效。

【出处】民间验方。

小贴士

中医认为决明子具有祛风散热、清肝明目的作用，临床上为治疗眼科疾病的要药。现代药理研究表明决明子还具有降低血压的作用。高血压患者中医辨证为肝阳上亢、肝火上炎者服用后降压效果最好，这类患者常可表现为头痛、眩晕、口苦、烦躁易怒、眼睛发胀、大便干等。决明子还具有明显降低血清胆固醇的作用，可防止或延缓高血压患者动脉粥样硬化的形成。此外，决明子中还含有大黄素、大黄酚等有机物，有助于排除胃肠积滞，有通便的作用，特别适合高血压、高血脂兼有便秘者服用。

冰糖海参茶

【配料】 水发海参 50 克，冰糖适量。

【制法】 将海参炖烂后，加入冰糖，再炖片刻即成，取汁。

【用法】 早饭前空腹代茶饮用，每日 1 次。

【功效】 补肾益精，养血润燥。适用于高血压病患者饮用。

【出处】 民间验方。

决明子枸杞茶

【配料】 决明子 15 克，枸杞 30 克。

【制法】 水煎取汁。

【用法】 代茶饮用。

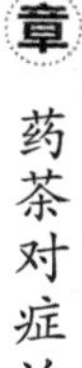

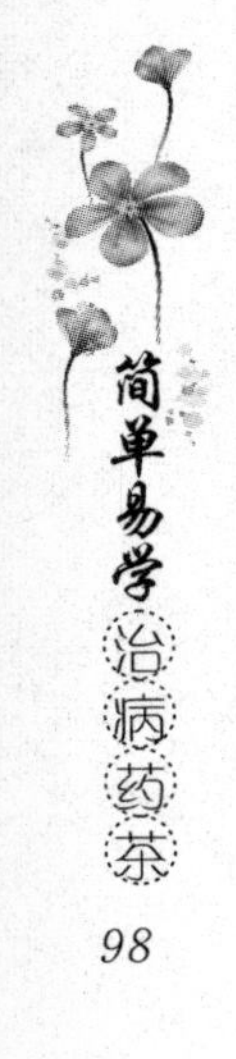

【功效】 祛风散热，平肝明目，利尿。对高血压、便秘、高脂血症效果佳。

【出处】《中国中医药报》。

小贴士

决明子直接泡茶，要先将决明子用小火炒至微爆响，闻起来微有香气后再泡茶。炒后的决明子不仅可以减缓通便的作用，防止腹泻的发生，而且炒后的决明子变得相对松脆，更有利于有效成分的析出。决明子降压作用也并非人人皆宜，慢性肠炎等脾胃虚弱者忌服。决明子的常用量为10～15克，且其味苦寒，不宜长期服用，否则易损伤脾胃。通常决明子可连续服用10～15天，最长不超过1个月。病情需要者可在医生的指导下间断服用。临床上有服用决明子后出现过敏的报道，因此，过敏体质者慎服。此外，决明子还有促进子宫收缩的作用，因此，孕妇出现妊娠高血压时千万不要用决明子来降压。

糖醋降压茶

【配料】 冰糖500克，醋500毫升。

【制法】 将冰糖溶于醋中。

【用法】 每日服冰糖醋液3次，每次少量服用。

【功效】 适用于高血压偏于阴虚和血脉瘀滞者。

【禁忌】溃疡病胃酸过多者不宜用。

【出处】民间验方。

菊楂决明饮

【配料】菊花3克，生山楂片、炒决明各15克。

【制法】炒决明打碎，与菊花、生山楂片同放入保温杯中，以沸水冲泡，盖严温浸半小时后可饮。

【用法】频频饮用，每天数次。

【功效】平肝疏风，活血化瘀。常用于阴虚阳亢型冠心病、高血压病。

【出处】《药膳食谱锦》。

小贴士

西瓜皮（又叫西瓜翠衣）性味甘凉，有促进人体新陈代谢、减少胆固醇沉积、软化及扩张血管的功能。民间还有许多用西瓜皮治疗高血压病的验方，如西瓜翠衣、草决明子各9克，治高血压。另外，凡高血压病、心血管病患者，在西瓜应市期间，最好每天食之，尤其是炎热的日子，可以用西瓜皮制成药茶，持续食用，疗效自显。但需要注意的是，西瓜翠衣茶虽有消暑解渴、治疗多种疾病之功，但也不可一次饮用过多，如果不加以注意，多食往往会损伤脾胃。

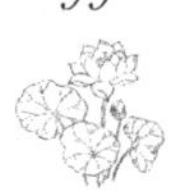

西瓜翠衣茶

【配料】 西瓜翠衣 150 克，冬瓜皮 100 克。

【制法】 水煎加冰糖少许。

【用法】 代茶饮用。

【功效】 有清热解暑、利尿降压作用。对高血压病患者辅助降压有效。

【出处】 民间验方。

中风后遗症患者的调养药茶

中风是中医学对急性脑血管疾病的统称。将急性脑血管病称为中风，主要是由于这类疾病起病急骤，来势凶猛，病情变化迅速，像自然界的风一样“善行数变”、“变化莫测”，古代医家类比而名为“中风”。因其发病突然，西医亦称为脑卒中或脑血管意外。它是以猝然昏倒，不省人事，伴发口眼歪斜、语言不利、半身不遂或无昏倒而突然出现半身不遂为主要症状的一类疾病。患中风后，大部分患者都遗留偏瘫、语言不利、肢体麻木、无力僵硬和痉挛、大小便失禁等后遗症。中风包括西医的脑出血、蛛网膜下腔出血、脑梗塞、脑血栓、短暂性脑缺血发作等。我国中风患病率在每 10 万人口中约有 429～620 例。以我国总人口数 13 亿计算，则中风患者约有 557 万～806 万人，数字十分惊人。每年新发完全性脑中风约 120 万～150 万人，死亡 80 万～100 万人，中风后存活的患者，约有 60％～80％有不同程度的后遗证，如半身不遂、口歪眼偏、讲话困难等。而且有中风病史的患者，有1/4～3/4 可能在 2～5 年内复发，中风在我国不少地方已成为威胁中老年人健康的一大杀手。以下药茶方对于中风患者有一定的辅助治疗和保健作用。

香蕉花茶

【配料】香蕉花5克。

【制法】水煎取汁。

【用法】代茶常饮。

【功效】适用于中风以及中风后遗症。

【出处】《自然疗法》。

杏仁菊花饮

【配料】杏仁6克(去皮尖打碎),菊花6克。

【制法】开水沏泡,或煎煮几沸即可。

【用法】代茶饮。

【功效】祛风清热。常用于风热头痛、素体肝热偏盛见目作痛及眩晕者;阴虚阳亢、火热偏盛之中风。

【出处】《实用中医营养学》。

牛蒡根茶

【配料】牛蒡根250克。

【制法】将上药绞汁服下。

【用法】每日1剂。代茶常饮。

【功效】祛风驱邪。适用于急中风,突然中风昏倒,面色大变等症。此方需在医生的指导下进行。

【出处】《自然疗法》。

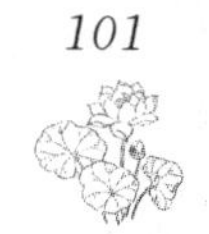

小贴士

牛蒡别名蝙蝠刺、黑萝卜。我国从东北到西南均有野生牛蒡分布。公元940年前后，牛蒡由我国传到日本，并被培育成优良品种，栽培面积逐渐扩大。近二十年来，日本对牛蒡进行了多次的品种改良，并使之成为营养和保健价值极高的一种蔬菜，凭借其独特的香气和纯正的口味，风靡日本和韩国，走俏东南亚，被誉为“东洋参”。虽说对牛蒡的大规模改良种植源自日本，但自古以来它就是我国百姓药食两用的蔬菜。明代李时珍称其“剪苗汋淘为蔬，取根煮曝为脯，应益其人”，《本草纲目》中称之“通十二经脉，除五脏恶气”，《名医别录》有“久服轻身耐老”的记载。牛蒡的果实牛蒡子，是一种常用的中药，有疏散风热、宣肺透疹、解毒利咽之功效，可用于感冒发热、咽喉肿痛、咳嗽痰多、麻疹、风疹、痈肿疮毒等病症。食用牛蒡时，一般取其根烹制。在食用前，一般需先剥去牛蒡的外皮，用水浸泡后切成条状或片状。其可凉拌、炒，也可做烧鱼、肉的配料，还可煲汤、腌制咸菜等，味道鲜美可口。

桃仁决明蜜茶

【配料】桃仁 10 克，草决明 12 克，白蜜适量。

【制法】水煎服，调白蜜冲服。

【用法】每日 2 次，20 日为 1 疗程。

【功效】用于高血压、脑血栓形成之中风。

【出处】《自然疗法》。

红花檀香茶

【配料】红花、檀香各 5 克，绿茶 1 克，赤砂糖 25 克。

【制法】将上料煎汤代茶。

【用法】每日 1 剂，不拘时温饮。

【功效】活血化瘀。适用于中风后遗症伴有高血压、心血管病、血栓闭塞性脉管炎，以及闭经、痛经等多种病症。

【出处】《自然疗法》。

地龙白糖茶

【配料】鲜地龙(鲜蚯蚓)10 条，白糖适量。

【制法】将蚯蚓捣汁，加糖调服。

【用法】每日 1 剂，代茶常饮。

【功效】清热降火，法风安神。适用于中风、夏季高热、尿闭等。

【出处】《自然疗法》。

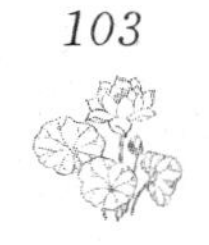

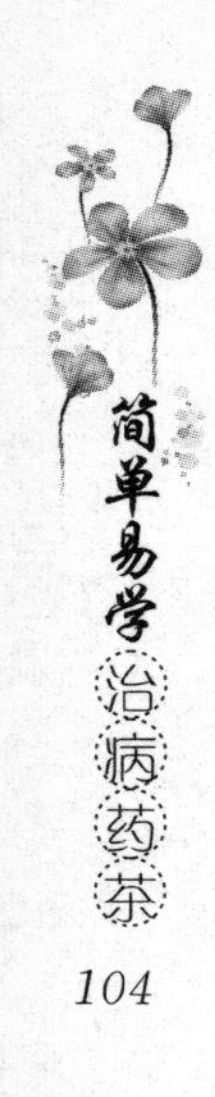

小贴士

地龙为钜蚓科环节动物参环毛蚓和缟蚯蚓的干尸。前者主要产于广东、广西、福建等地，药材称为广地龙；后者，全国各地均有分布，药材称土地龙。夏秋捕捉，捕得后用草木灰呛死，去灰晒干；或剖开用温水洗净体内泥土，晒干，生用或鲜用。中医认为地龙咸、寒，归肝、脾、膀胱经。具有清热熄风，平喘，通络，利尿的功效。可用于壮热惊痫，抽搐等症。适用于中风、夏季高热、尿闭等。可用于热痹之关节红肿热痛、屈伸不力等症。

秦艽丹参茶

【配料】秦艽 60 克，丹参 100 克。

【制法】上药研为粗末，每次取 20～30 克，置保温杯中，用沸水冲泡盖闷 10～20 分钟。

【用法】代茶频饮。

【功效】祛风除湿，舒筋活血。适用于中风、手足不利、舌蹇者。风湿痹病，筋骨拘挛者。

【注意】类中风、肝火、痰热证患者慎用。

【出处】《茶疗》。

五味枣仁杞子茶

【配料】五味子、枸杞子、酸枣仁各等份。

【制法】 取上药各 6 克，共置保温杯中，用沸水适量冲泡，盖闷 15 分钟。

【用法】 代茶频饮。每日 1～2 剂。

【功效】 宁心安神，健脑益智。主治病后体虚，心烦不寐，多梦，头昏，记忆力减退。

【禁忌】 外感发热或泻痢者忌用。

【出处】 民间验方。

小贴士

五味子为滋养强壮药，对神经系统各级中枢都有兴奋作用，能改善智力，提高工作效率，对视力、听力、皮肤感受器的分辨力均有改善作用，故近代常用治神经衰弱。酸枣仁具有明显的镇静催眠作用。有临床报道，酸枣仁与五味子、太子参配伍，对于中风后 2～4 日内仍有运动趋势的痉挛性轻瘫，以及小脑共济失调、巴金森氏症，有良好的疗效。本方以五味、枣仁调节心神，再佐枸杞滋肾补肝，安神、益智，病后心肾不足，虚烦不寐，健忘者，以之代茶，久服可以强身益志。如患者舌尖红赤，五心烦热者，可在本方中加入莲子心 2 克，同泡饮。

冠心病患者宜喝的药茶

随着社会环境的变迁，冠心病已与许多人成了“朋友”。但是要问冠心病究竟是怎么回事，许多人未必能说得清。实际上，冠心病是冠状

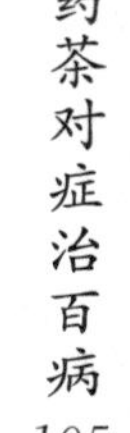

动脉粥样硬化性心脏病的简称，冠状动脉是指供应心脏的动脉。这是一种由于冠状动脉固定性(动脉粥样硬化)或动力性(血管痉挛)狭窄或阻塞，发生冠状动脉循环障碍，引起心肌氧供需之间失衡而导致心肌缺血缺氧或坏死的一种心脏病。因此，冠心病又称缺血性心脏病。而之所以将其称为粥样，是因为16世纪，一位古埃及医学专家，在自己的父亲病逝以后，大胆地作了一次尸体解剖研究，他发现在自己父亲的动脉血管壁上有一堆堆黄颜色的东西，像日常喝的麦片粥，他便给这些物质取名"粥样"。冠状动脉之所以能够发生狭窄或阻塞，主要是因为冠状动脉发生了粥样硬化所致。这种粥化的斑块，积集在冠状动脉内膜上，久而久之，越积越多，使冠状动脉管腔严重狭窄甚至闭塞，如同自来水管或水壶嘴被长年堆积的水碱堵塞变窄一样，从而导致了心肌的血流量减少，供氧不足，使心脏的正常工作受到不同程度的影响，由此可产生一系列缺血性表现，如胸闷、憋气、心绞痛、心肌梗死甚至猝死等。

小贴士

茶叶煎煮后的茶色素具有抗凝血作用，能维持血管通畅，对冠心病、动脉粥样硬化有较好的治疗作用，每天服75～150毫克茶色素，有效率达85%～92.3%。但是冠心病伴有心律失常者不宜喝浓茶，只能喝淡茶，每杯300克开水中放入2～3克茶叶，冲泡2～3次为宜。

以下药茶方可供冠心病患者日常选用。

罗布麻叶茶

【配料】罗布麻叶6克，山楂15克，五味子5克，冰糖适量。

【制法】将上四味用开水冲泡。

【用法】不拘量，代茶饮。

【功效】主治冠心病、高血压病、高脂血症。

【出处】《冠心病调养宜忌》。

老茶树根茶

【配料】10年以上老茶树根30～60克。

【制法】浓煎取汁。

【用法】代茶饮服。

【功效】辅助治疗多种心脏病。一般服用3～7天后心悸、气短及睡眠不佳等即逐步改善，尿量增多，约3～5天后浮肿开始逐渐消退，血压恢复正常，而胸透复查，心脏阴影较前有明显缩小或改善。

【出处】《冠心病调养宜忌》。

龙井醋茶

【配料】龙井茶或紫笋茶6克。

【制法】煎汤，不宜久煎，少沸即止为好，和头醋分服。

【用法】代茶饮用。

【功效】下气去积，散瘀止痛。主治冠心病。

【出处】民间验方。

银杏叶茶

【配料】银杏叶10克。

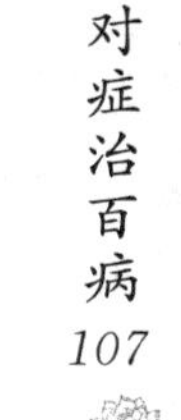

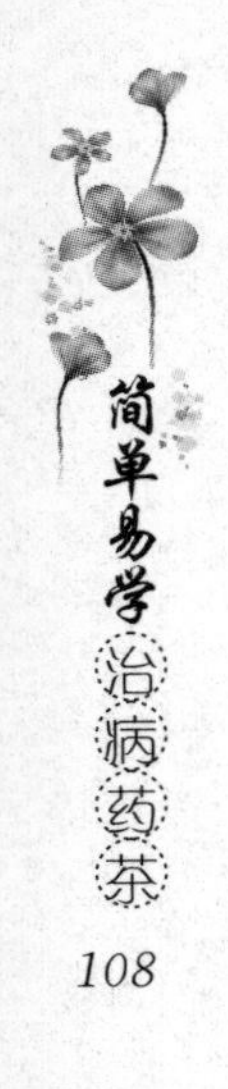

【制法】置泡茶器具中，用沸水闷泡20分钟。

【用法】代茶饮服。

【功效】降脂，活血。主治冠心病。

【出处】《自然疗法》。

小贴士

近年不少医学报告均指出，银杏可降低人体内的血脂，而银杏叶则有活血止痛的功效，有利于减少冠心病的病发率。根据一项新发表的调查显示，用银杏叶泡茶喝有助于治疗冠心病，减轻心绞痛的症状。有人以56名冠心病心绞痛的患者为研究对象，患者连续4周每日早晚各1次饮用100克银杏叶炮制的茶，结果发现，症状明显减轻的比例为92%。

三根茶

【配料】老茶树根30克，余甘根30克，茜草根15克。

【制法】水煎服。

【用法】每周服6天，连服4周为1疗程。

【功效】化痰利湿，活血祛瘀，行气止痛。主治冠心病、心绞痛、冠心病合并高血压等。

【出处】民间验方。

生脉饮

【配料】人参(或党参)10 克,麦冬 15 克,五味子 10 克。

【制法】上药共置保温瓶中,以沸水适量冲泡,盖闷 15 分钟。

【用法】代茶频饮,每日 1 剂。

【功效】益气生津,敛阴止汗。适用于病后体倦气短,口渴多汗,心悸,脉虚细无力。以及久咳肺,干咳无痰,口干舌红,动则汗出、气促者。

【禁忌】温热病实邪未去,舌苔厚腻片忌用。

【出处】《内外伤辨惑沦》。

小贴士

本方原为散剂,又名生脉散。方中人参补肺益气而生津,麦冬养阴清肺,五味子补益心气,敛肺止汗,三药合用,一补一清一敛,使气复津回,汗止而阴存。如于夏季使用,可以西洋参易人参,其清补之力更佳。近代制剂,已有注射液、口服液,用于心源性休克、急性心肌梗死恢复期,具有稳定血压,改善微循环、增加组织灌注量和心肌细胞修复功能等作用。如与参附汤(人参、附子)配伍,可用于心力衰竭。

丹参绿茶

【配料】丹参 3 克,绿茶 3 克。

【制法】将丹参制成粗末,与茶叶以沸水冲泡 10 分钟。

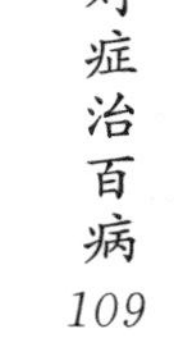

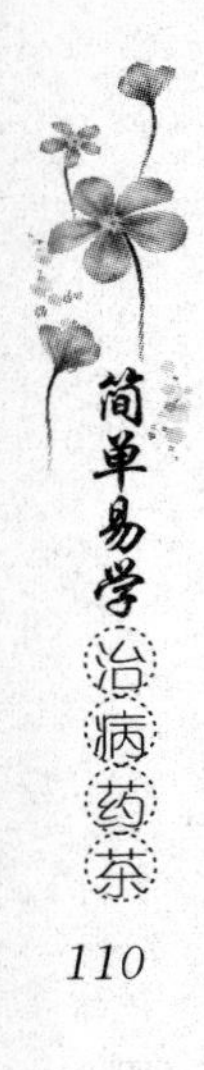

【用法】不拘时饮服。

【功效】活血化瘀，止痛除烦。可防治冠心病、心绞痛等。

【出处】民间验方。

红花檀香茶

【配料】红花 5 克，檀香 5 克，绿茶 1 克，赤砂糖 25 克。

【制法】煎汤饮服。

【用法】不拘时饮服。

【功效】活血化瘀。其能降血压、降血脂及扩张血管等。主治冠心病、高血压病及防治脑血栓等。

【出处】民间验方。

小贴士

红花又称南红花、草红花。此药味辛温，入肝、心二经。其有活血通经，祛瘀止痛的作用，红花是血分药，它可以治疗瘀血凝结引起的经闭、产后瘀血腹痛、关节痹痛以及跌打损伤等。红花小剂量服用可以养血，中量活血，大量则可以破血。除此以外，还有一种西红花，也叫藏红花，原产于欧洲及东南亚地区，味甘，性寒。作用较红花强，除活血、养血外，还有清热解毒功能，故可以用于热入营分的发斑发疹大热之证。

山楂菊花茶

【配料】菊花 10 克，山楂 10 克，茶叶 10 克。

【制法】用沸水冲饮。

【用法】不拘时饮服。

【功效】清热宁心，消食健胃，降脂。主治高血压病、冠心病及高脂血症。

【出处】民间验方。

小贴士

山楂味酸、甘，性微温，归脾、胃、肝经，有消食、健胃、化滞、散瘀、止痛、降压之功效。山楂临床应用甚为广泛，常用于治疗消化不良、腹泻、痢疾、痛经、产后腹痛、高血压、冠心病等病症。山楂有生用、炒用之分。活血化瘀止痛多用生山楂；消食导滞宜用焦山楂。山楂还有增强心肌收缩力、增加心输出量、减慢心率的作用，并能扩张冠状血管、增加冠脉血流量、降低心肌耗氧量和氧利用率。临床对冠心病有心悸、胸闷隐痛者，单用山楂煎服有效。若胸痛、胸闷、气短等有心绞痛征象者，可用山楂配当归、川芎、丹参、檀香、赤芍、石菖蒲、栝楼、红花等，疗效显著。

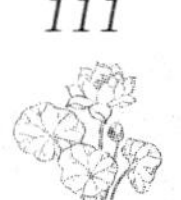

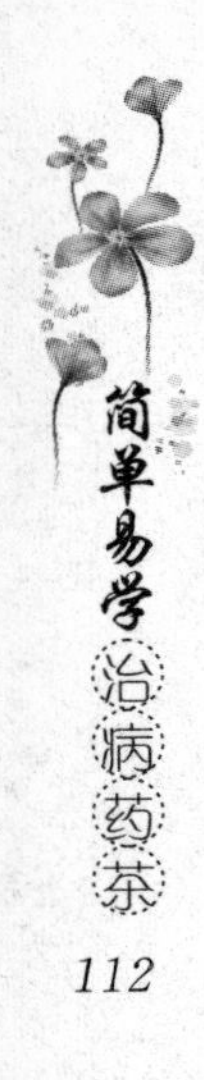

茶叶米醋茶

【配料】 茶叶，米醋。

【制法】 将茶叶研成细末，用米醋调服。

【用法】 代茶饮用。

【功效】 清心，解郁，止痛。主治心痛之症，由火郁所致者尤宜。

【出处】《冠心病调养宜忌》。

山楂益母茶

【配料】 山楂30克，益母草10克，茶叶5克。

【制法】 用沸水冲沏饮用。

【用法】 不拘时饮服。

【功效】 清热化痰，活血降脂，通脉。主治冠心病、高脂血症。

【出处】 民间验方。

养心安眠的药茶

失眠是生活中最易发生的一种症状，主要表现为上床难以入睡，或早醒或中间间断多醒；或多梦、噩梦，似睡非睡；或通宵难眠。这样的睡眠状况，如果发生的时间较短，且白天无其他明显不适症状，也不影响工作、学习和社会活动功能，可称失眠。如果出现失眠持续时间2～3周以上，并有头晕胀痛、心慌心烦等症状，明显影响工作、学习和社会活动时，才是一种疾病的表现，称为失眠症。中医将失眠称为“不得眠”、“目不瞑”、“不得卧”、“不寐”等。

失眠是日常生活某些干扰因素引起的常见现象，一般经过自身精神或生活上的调理，不需服用什么安眠药物，于数日后可以自动恢复正常。同时说明正常睡眠功能可以自身调节，在日常生活中有时出现短时间的失眠症状，不必奇怪，也不必担心，同时也不必急于服用安眠药，自身调节恢复正常是首要方法。中医认为，失眠多由七情所伤，思虑劳倦或暴受惊恐，亦有禀赋不足、年迈体虚所致，其病机为气血、阴阳失和、脏腑功能失调，以至心神被扰，神不守舍，卧不得寐。通过消除病因并对功能失调脏腑进行合理调整，通过自然疗法进行自然调节，即可使其脏腑气血和谐，彻底治愈失眠。充足的睡眠、均衡的饮食和适当的运动，是国际社会公认的三项健康标准。一个人只喝水不进食可以活7天，而不睡眠只能活4天。而随着市场经济的发展和竞争的加剧，我国失眠人群正呈逐年上升趋势，在医院我就诊人次也不断境加。科研人员还发现，目前三分之一的高血压病例和五分之一的心脏病是由不良睡眠引发的。所以说失眠的防治对于健康有十分重要的意义。以下药茶方对于失眠有一定的防治作用。

菖蒲龙齿茶

【配料】龙齿9克，石菖蒲3克。

【制法】先将龙齿加水煎沸十分钟，再加入石菖蒲蒸沸15分钟即可。

【用法】每日1～2剂，不拘时，代茶饮。

【功效】定志镇静，安神定志。主治心神不安、失眠、心悸。

【说明】心神不安，心悸胆怯，寐差，此乃心胆气虚所致。心气虚则心神不安，胆虚则善惊易恐，故见心悸善惊，不易入睡或睡而易醒，或多梦。历代皇室多用此茶作为养心安神之良方。

【出处】民间验方。

枣仁茯神茶

【配料】茯神(研)、酸枣仁(炒、研)各10克。

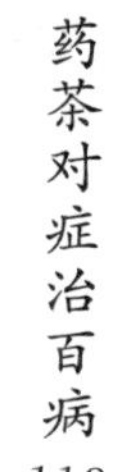

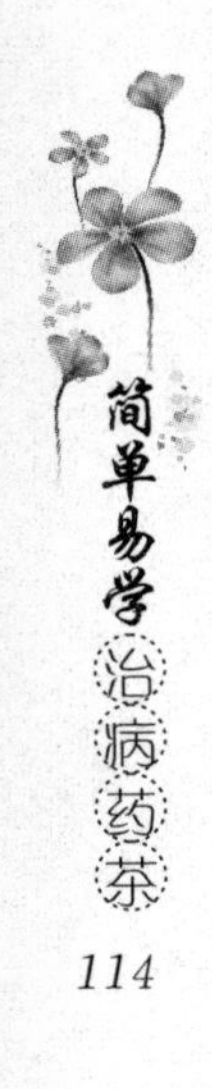

【制法】将上药同煎，冲朱砂末1克。

【用法】代茶饮。每日1次，随量饮之。

【功效】心气不足而致的虚烦不眠。

【出处】民间验方。

小贴士

酸枣仁是一味常用的中药，为《中国药典》收载品种；具有宁心安神，敛汗生津的功效，用于治疗虚烦不眠、惊悸健忘、体虚多汗、津少口干、镇静助眠等症。酸枣仁的来源为鼠李科植物酸枣干燥成熟的种子，别名枣仁、山枣仁或国产枣仁，主产于我国河北、辽宁、河南、陕西等省。此茶可用于人劳心过度，伤心耗血；或女性崩漏日久，产后失血；病后体衰，或行大手术后，以及老年人气虚血少等而导致的气血不足、无以奉养心神而致的不寐。

莲子甘草茶

【配料】莲子花2克，生甘草3克。

【制法】上两味药用开水冲泡。

【用法】代茶饮。每日数次。

【功效】心火内积所致的烦躁不眠。茶中莲子花味苦，性寒。其具有清心火之功效，故可治疗心火炽热所致的烦躁不眠。甘草则可增强莲子花的泻心火除烦之功。两药合用，直泻心火，则烦躁可除，睡眠得安。

【出处】民间验方。

柏子仁茶

【配料】炒柏子仁 15 克。

【制法】用以炒香的柏子仁轻轻捣破，然后用开水冲泡柏子仁，盖闷 5 分钟。

【用法】代茶饮。每日 1 次，随量饮之。

【说明】柏子仁性味甘平，具有养心安神、润肠通便的功效。故可治疗失眠、便秘，同时，服用此茶也可消食。

【功效】血虚心悸，失眠盗汗，老人及产后的肠躁便秘等。

【出处】《饮食疗法》。

小贴士

柏子仁作为药用在我国已有悠久的历史，柏子仁性平味甘。能润肺，治燥结咳嗽，具有养心安神、润肠通便的功效。治惊悸、失眠、遗精、盗汗、便秘等症。柏子仁含有丰富的油脂成分，不但可以帮助排便，还可以滋润皮肤，皮肤干燥、用脑过度的人很适合吃点柏子仁。柏子仁属于优质的油脂来源，含多元不饱和脂肪酸及必须脂肪酸，可以减少哮喘的发作。柏子仁中的脂肪成分主要为亚油酸、亚麻油酸等不饱和脂肪酸，有软化血管和防治动脉粥样硬化的作用。因此，老年人常食用柏子仁，有防止因胆固醇增高而引起心血管疾病的作用。柏子仁又常被中医用作滋补强壮药物使用，它对老年慢性支气管炎、支气管哮喘、风湿性关节炎、神经衰弱和头晕眼花患者，均有一定的辅助治疗作用。

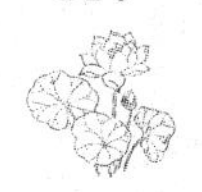

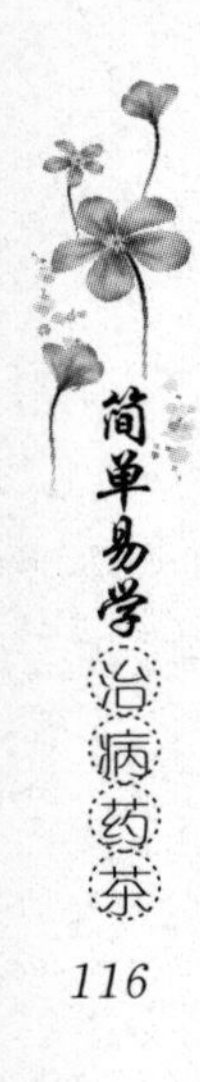

首乌藤红枣茶

【配料】首乌藤 20 克,红枣 3 枚。

【制法】首乌藤与红枣煎汤。

【用法】代茶饮。每日 1 次,随量饮之,连服数日。

【功效】养心安神,通络祛风。

【出处】民间验方。

合欢茶

【配料】合欢皮 20 克,酸枣仁 20 克。

【制法】共研细末,开水浸泡。

【用法】代茶饮用。

【功效】合欢皮及花均有安神、解郁功效,性味甘平,常用于虚烦不安的失眠、健忘、焦虑等,可单用或配伍其他药共用治疗失眠。

【出处】民间验方。

琥珀酸枣仁茶

【配料】琥珀 5 克,酸枣仁 15 克。

【制法】研末冲水服,不入煎剂。

【用法】代茶饮。每日 1 次,随量饮之。

【功效】定惊安神,活血散瘀,利尿通淋。琥珀常与酸枣仁、首乌藤、朱砂等配伍,治疗烦躁不安、失眠多梦等症。

【出处】民间验方。

百合知母茶

【配料】百合 20 克,知母 15 克,生地 15 克。

【制法】百合、知母、生地三味药同时入锅水煎。

【用法】每日 1 剂,分数次代茶饮用。

【功效】润肺止咳，清心安神。
【出处】民间验方。

小贴士

百合是常用的保健食品和中药，因其鳞茎瓣片紧抱，“数十片相摞”，状如白莲药，故名“百合”。人们常将百合看做团结友好、和睦合作的象征。民间每逢喜庆节日，有互赠百合的习俗，或将百合做成糕点之类食品，款待客人。百合为药食兼优的滋补佳品，四季皆可应用，但更宜于秋季食用。百合分为细叶百合、麝香百合。中医认为常食百合有润肺清心调中之效，可止咳、止血、开胃、安神，有助于增强体质。临床观察发现，百合有治疗郁热型胃痛的功效。《本草纲目》记载：百合“治百合病”（古时候将神经类病叫做百合病）温肺止咳。甜百合味甘性平，经曰甘平，所指为甜百合，乃补中益气、性平降气，多液以助其汁、调气以助其化，总之以扶正为主。百合有良好的营养滋补之功，特别是对病后体弱、神经衰弱、失眠等症大有裨益。

高脂血症患者宜喝的药茶

高脂血症是指总胆固醇血清浓度超标或血清甘油三酯超过标准，称为高脂血症。高脂血症实际上是指血浆中某一类或某几类脂蛋白水平升高的表现，严格来说应称为高脂蛋白血症。近年来，医学专家逐渐

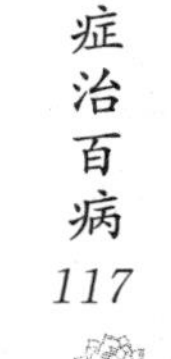

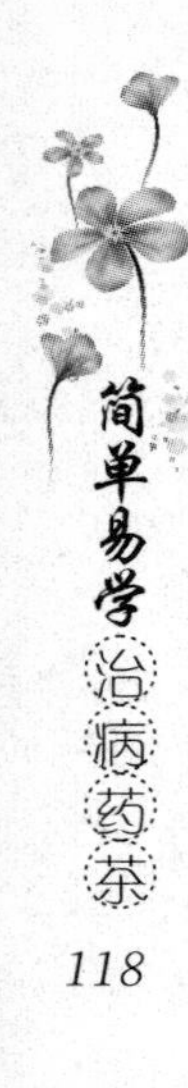

认识到血浆中高密度脂蛋白降低也是一种血脂代谢紊乱。因而,有人建议采用脂质异常症,并认为这一名词能更为全面准确地反映血脂代谢紊乱状态。但是,由于高脂血症使用时间长且简明通俗,所以至今仍然广泛沿用。

据调查我国中老年人血脂升高者日益增多,目前中老年人高脂血症的患病率在30%~50%之间,但是还有很多人并不了解高脂血症,而另一部分人知道自己患了高脂血病却不知道如何治疗,甚至有一些人患了高脂血症也不当回事,给身体健康带来很大的威胁。因为当血脂轻度升高时,患者可能没有任何不适,但医学专家却认为,即使轻度的血脂升高也可能成为潜在的健康“杀手”,因为血脂长期处于高水平状态,非常容易导致心脑血管疾病,也就是说高脂血症是引起冠心病、高血压、动脉硬化等的直接原因,医学专家称其为导致心脑血管疾病的“导火线”。以下药茶方有助于高脂血症患者日常调理。

荷叶消脂茶

【配料】鲜荷叶1张(干荷叶半张)。

【制法】将荷叶洗净,切细丝,入锅,加水适量,煎煮20分钟,过滤取汁即成。

【用法】代茶,频频饮用,当日服完。

【功效】健脾利湿,消脂减肥。主治各种类型的高脂血症,尤其适宜夏季服用。

【出处】民间验方。

小贴士

中药现代研究表明，荷叶有降血脂作用，对治疗高脂血症、动脉粥样硬化、冠心病有较为明显的疗效。据报道，某医疗机构以荷叶煎剂治疗高脂血症 235 例，降血胆固醇有效率为 55.8%～91.3%，平均下降 1.01 毫摩尔/升；三酰甘油平均下降0.86 克/升；降低 β-脂蛋白有效率 79.1%，平均下降 0.83毫摩尔/升，以荷叶制成的荷叶片，按每日 3 次，每次 4 片量服用，降胆固醇及三酰甘油的有效率分别为 86.6%和 83.4%，平均血胆固醇下降 1.70 毫摩尔/升，三酰甘油下降 0.67 毫摩尔/升。

乌龙降脂茶

【配料】乌龙茶 8 克。

【制法】每次取 4 克乌龙茶，放入有盖的茶杯中，用沸水冲泡，加盖闷 10 分钟即可饮用。每杯茶可连续冲泡 3～5 次。

【用法】代茶，频频饮用。

【功效】消脂减肥。主治各种类型的高脂血症、肥胖症。

【出处】民间验方。

螺旋藻橘皮茶

【配料】螺旋藻 5 克，鲜橘皮 10 克。

【制法】将钝顶螺旋藻拣去杂质，晒干，备用。将鲜橘皮外皮用清

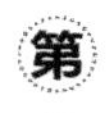

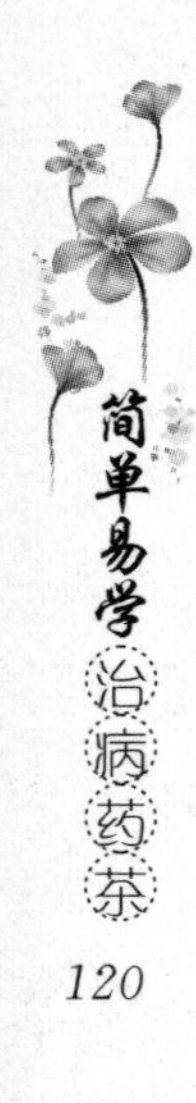

水反复洗净，切成细丝，与螺旋藻同入杯中，用沸水冲泡，加盖，闷15分钟即可饮用，一般可连续冲泡3～5次。

【用法】 代茶，频频饮用。

【功效】 降低血脂，健脾燥湿。主治各种类型的高脂血症。

【出处】 民间验方。

小贴士

现代药理研究发现，螺旋藻具有降血脂作用。据报道，国外有学者对多名高胆固醇、三油三酯过高的男性作临床观察，在食用螺旋藻8个星期后，其血清胆固醇、甘油三酯均有所降低，而且皮下多余的脂肪也有所减少，此项观察是在保持原有饮食状况下进行的。研究人员还发现螺旋藻制剂能抑制血中胆固醇上升，能促使高密度脂蛋白（HDL）胆固醇上升，抑制低密度脂蛋白（LDL）胆固醇上升，能抑制血液中胆固醇上升。所以食疗专家建议，高脂血症患者宜适量常吃螺旋藻，以预防和治疗高脂血症。

香菇茶

【配料】 中等香菇（干品）5个。

【制法】 将香菇洗净，切成细丝状，放入杯中，用煮沸的水冲泡，加盖，闷15分钟即可饮服。一般可连续冲泡3～5次。

【用法】 代茶，频频饮服。

【功效】益气补虚，降低血脂，护肝。主治各种类型的高脂血症。

【出处】民间验方。

山楂绿茶

【配料】鲜山楂 3 枚，绿茶 3 克。

【制法】将鲜山楂拣去杂质，洗净，切成片，并将其核敲碎，与荷叶放入杯中，用沸水冲泡，加盖闷 15 分钟即可饮服。一般可冲泡 3～5 次。

【用法】当茶，频频饮服，当日吃完。

【功效】消食健胃，行气散瘀，解毒降低血脂。主治各种类型的高脂血症。

【出处】民间验方。

牛奶砖茶

【配料】牛奶 1 瓶(约 250 毫升)，砖茶 5 克。

【制法】

(1)烧锅置火上，加水 300 毫升，大火煮沸，投入切碎的砖茶，改用小火煮沸后保温 5 分钟，用洁净纱布滤去茶叶，回入锅中，备用。

(2)将精盐放入牛奶中搅匀，使之充分溶解倒入茶汁中，煮沸后即可饮服。

【用法】早晚饮用。

【功效】清热解毒，补虚降脂。主治各种类型的高脂血症。

【出处】民间验方。

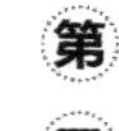
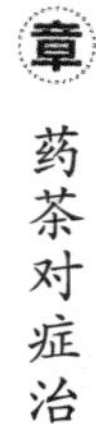

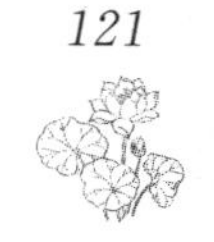

小贴士

许多人担心喝了牛奶会增加血中胆固醇，其实这是没有科学根据的。近年来医学家们认为，牛奶本身虽含有一定的胆固醇，但又含有能降低胆固醇的物质，这种物质被摄入体内，便能有效地抑制胆固醇生物合成，远远超过了由牛奶本身所带入人体内的胆固醇量。医学家们发现，一个长期饮用牛奶的人，其胆固醇含量比一般的患者少50%。现代医学研究结果认为，喝牛奶不仅不会升高血浆胆固醇，反而可使其降低。医学流行病学专家做过这样的调查，非洲的马西族人，尽管他们每人每天要喝一定量的全脂牛奶，但他们的血胆固醇含量却不高，冠心病的发病率也很低。专家们有意识地给一些健康人每日喝1袋牛奶，过一段时间后血中胆固醇含量显著下降，且一直维持在较低的水平。专家们还发现，牛奶中含有较多的钙，也可减少人体对胆固醇的吸收。由此看来，对患有高脂血症、高血压病和冠心病患者来说，每日适量喝牛奶是有益健康的。

杜仲乌龙茶

【配料】 杜仲5克，乌龙茶5克。

【制法】 用开水冲泡。

【用法】 早晚饮用。每日1～2次。

【功效】补肝肾，强筋骨，降压，降脂。用于高血压病、高脂血症等。

【出处】民间验方。

青皮红花茶

【配料】青皮 10 克，红花 8 克。

【制法】将青皮、红花分别拣去杂质、洗净，青皮晾干后切成丝，与红花同入砂锅，加水浸泡 30 分钟，煎煮 30 分钟，用洁净布过滤，去渣，取汁即成。

【用法】当茶，频频饮用，或早晚分服。

【功效】疏肝解郁，行气活血。主治中医肝郁气滞型高脂血症。

【出处】《高脂血症调养宜忌》。

核桃酸奶茶

【配料】核桃仁 30 克，酸牛奶 150 毫克。

【制法】将核桃仁晒干或烘干，研成细末，备用。将酸牛奶与核仁细末同放入家用电动粉碎机中，搗搅 1 分钟即成。

【用法】早晚饮用。

【功效】补虚降脂。主治各种类型的高脂血症。

【出处】《高脂血症调养宜忌》。

五花茶

【配料】玫瑰花、茉莉花、白扁豆花各 30 克，玳玳花、白菊花各 10 克，乌龙茶 30 克。

【制法】掺合均匀，每取 6 克装纱布袋内。

【用法】不拘时，代茶饮。

【功效】降血脂。常用于高脂血症见体态肥胖，头沉身重，嗜睡，胸

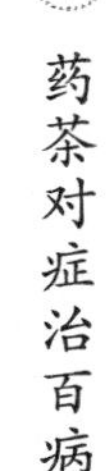

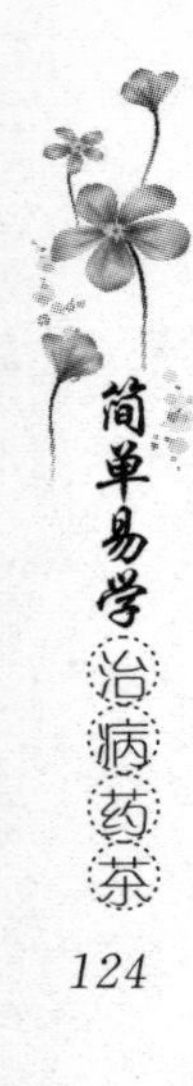

闷气促，纳呆恶心，大便不畅，舌质淡胖，苔白腻，脉沉弦滑者。

【出处】《中国中医药报》。

绞股蓝银杏茶

【配料】 绞股蓝 10 克，银杏叶 10 克。

【制法】 将绞股蓝、银杏叶分别洗净，晒干或烘干，共研为细末，一分为二，装入绵纸袋中，封口挂线，备用。每袋可冲泡 3～5 次。

【用法】 每日 2 次，每次 1 袋，冲泡代茶饮用。

【功效】 降低血脂。主治各种类型高脂血症。

【出处】《高脂血症调养宜忌》。

小贴士

现代中药研究发现，绞股蓝能降血脂、降血压、增加冠脉和脑血流量，在防治高脂血症、动脉粥样硬化症、高血压病、冠心病、中风、糖尿病以及肥胖症等方面疗效显著。临床研究中，用绞股蓝冲剂对 42 例高脂血症患者治疗 1 个月，血清胆固醇和甘油三酯明显降低，高密度脂蛋白-胆固醇有所提高。动物实验研究中发现，绞股蓝的提取液喂养大白鼠，对胆固醇、β-脂蛋白的代谢有促进作用，长期服用能加速脂类代谢，但又不超过正常范围，有学者认为，这种改变可能加速胆固醇转成维生素 D 及胆汁酸和高密度脂蛋白的合成。而且，绞股蓝的显著降低血脂作用与抑制脂肪细胞产生游离脂肪酸及合成中性脂肪有关。

枸杞降脂茶

【配料】枸杞子 15 克，女贞子 15 克。

【制法】将枸杞子、女贞子洗净，晒干或烘干，装入纱布袋，扎口后放入大杯中，用沸水冲泡，加盖，闷 15 分钟即可饮用，一般可连续冲泡 3～5次。

【用法】代茶，频频饮用。

【功效】滋补肝肾，散瘀降脂。主治肝肾阴虚型高脂血症。

【出处】民间验方。

小贴士

现代中药研究表明，枸杞子有降血脂作用，并有保肝、护肝及抗高脂血症作用。动物药理实验研究发现，枸杞子可降低大鼠血中胆固醇。现代临床应用枸杞子治疗高脂血症也取得了显著疗效，所以它可用于治疗各类乙型肝炎和高脂血症。应用枸杞子治疗高脂血症、肥胖症及其单纯性高脂血症，一般无特殊禁忌。对于中老年人说，日服食量以 10～30 克为宜。

病毒性肝炎患者宜喝的药茶

病毒性肝炎是一种由肝炎病毒所致的全身性传染性疾病。肝炎病毒通过不同的途径进入人体，在肝脏里生长繁殖，破坏肝组织的正常结构，影响肝脏的生理功能，并出现一系列临床症状，这就是病毒性肝炎

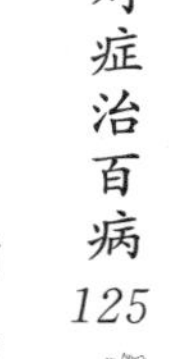

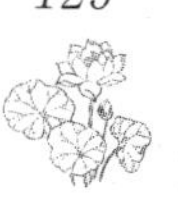

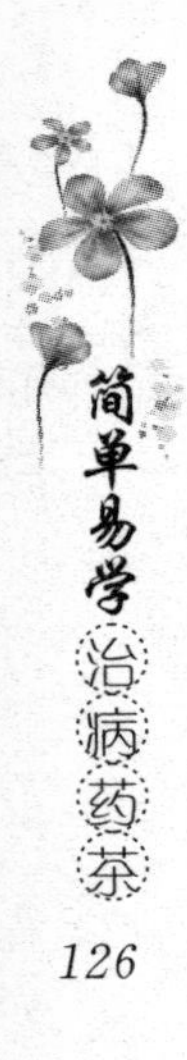

大体的发病过程。引起肝炎的病毒种类很多，有甲型肝炎病毒、乙型肝炎病毒、非甲型非乙型肝炎病毒、巨细胞病毒、EB病毒等等。老年患者患甲型肝炎很少，乙型肝炎较多，一般自觉症状少且多不典型。有的转成慢性肝炎，肝硬化或发生原发性肝癌。有些中老年患者，对乙型肝炎病毒没有免疫力，可处于感染状态数月至数年。这种病情称为慢性乙型肝炎，患者称为慢性携带者。很多人感染慢性乙肝可感觉良好，但数年后部分人的疾病会慢慢加重，发展成肝硬化甚至肝癌而死亡。

龙井玫瑰茶

【配料】龙井茶3克，干玫瑰花瓣6克。

【制法】上述用料放茶杯内，用80度左右的开水冲饮。

【用法】每天从早到晚代茶饮。

【功效】清肝解毒，理气解郁。适于肝病脘闷不舒者。

【出处】《自然疗法》。

灵芝保肝茶

【配料】灵芝8克，水800毫升。

【制法】材料入锅中，加水800毫升煎煮，水滚后转小火煮40分钟，去渣取汁当茶饮。

【用法】每日1剂，早中晚温服，7日为一疗程。

【功效】保肝强身，适用于肝炎缓解期，可提升免疫力。

【禁忌】一般体质皆可使用，但肝炎活动期者不宜。

【出处】民间验方。

小贴士

灵芝是功效十分显著的药用真菌，自古被誉为“仙草”。传说秦始皇为求长生不老，派人到东海瀛洲采摘灵芝仙草。《神农本草经》把灵芝列为“上上药”，有“益心气”、“安精魂”、“好颜色”、“补肝益气”和“不老延年”等功效。随着科学家对灵芝研究的不断深入，灵芝中的成分和药理药效也不断地被发现。

现代研究认为，灵芝对人体免疫、中枢神经、心血循环、呼吸、消化等系统有调节功能和保持平衡健康，可辅助治疗并有抗放射、增长白细胞的功效。此外，食疗还可辅助治疗糖尿病、慢性支气管炎、哮喘病、冠心病、肝炎、神经衰弱、高血压、性功能低下等。灵芝的有机锗含量是人参的6～8倍，尤其对延缓衰老、美容祛斑等具有良好的保健效果。科学家研究发现，身体肥胖者食用灵芝后，能够将多余的脂肪与蛋白排出体外，起到瘦身作用。

茵陈大枣茶

【配料】大枣16枚，茵陈30克。

【制法】水煎。

【用法】当茶频服。

【功效】适合于病毒性肝炎。此方对黄疸型甲肝疗效较好，茵陈有扩张胆管排除胆汁的功能，故能消退黄疸；可以防止肝细胞坏死，促进

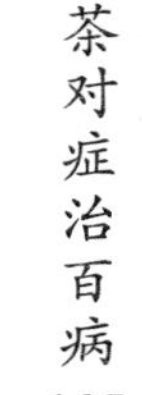

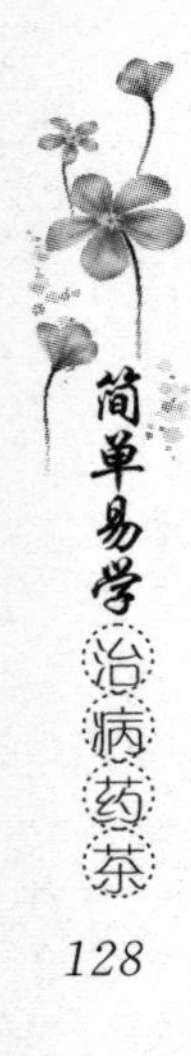

肝细胞再生；大枣营养很丰富，内含多种维生素和铁、磷、钙等矿物质。

【出处】《自然疗法》。

茵陈玉米须茶

【配料】 玉米须 30 克，茵陈、蒲公英各 15 克。

【制法】 上方药量加大 10 倍，共研为末。每次用 50～60 克，置于保温瓶中，冲入沸水适量，盖闷 20 分钟。

【用法】 代茶频饮。每日 1 剂。

【功效】 传染性肝炎。症见恶寒发热，神疲，纳差，厌油，肝区饱胀，肝脾肿大，皮肤及巩膜黄染，色鲜明，小便发黄等。

【禁忌】 低血糖、低血压患者不宜长期服用。

【出处】《自然疗法》。

茵陈大黄茶

【配料】 茵陈 30 克，生大黄 6 克，绿茶 3 克。

【制法】 上方前二味药量加大 20 倍，共研粗末。每次用 30～50 克，置保温瓶中，冲入沸水适量泡闷 10 分钟后，加入绿茶 3～4 克，再盖闷 5 分钟。

【用法】 代茶饮用。每日 1～2 剂，连服 10～15 天。

【功效】

(1)急性黄疸型肝炎：身目俱黄，色鲜黄如橘皮，小便黄赤，舌苔黄腻，脉滑数。

(2)阻塞性黄疸：全身皮肤、巩膜鲜黄，皮肤瘙痒，大便干燥，色如陶土，苔腻，脉滑。

【禁忌】 黄疸日久，身目黄染颜色晦黯，形寒喜温者忌用。

【出处】《药茶治百病》。

椰子生地茶

【配料】椰子汁 50 毫升,鲜生地汁 50 毫升(将生地洗净榨出自然汁)。

【制法】上药加开水 500 毫升。

【用法】当茶频服。

【功效】本方适合于病毒性肝炎。

【出处】民间验方。

橘子荸荠茶

【配料】橘子 1 个,荸荠 10 枚(去皮)。

【制法】橘子洗净连皮与荸荠捣烂,开水冲泡。

【用法】当茶频服,每日 1~2 次。

【功效】本方适用于急性肝炎。

【出处】民间验方。

茵陈栀子茶

【配料】茵陈 15 克,焦山栀 9 克,陈皮 7 克。

【制法】上方药量加大 10 倍,共研粗末。每次用 30 克置于保温瓶中,冲入沸水大半瓶,盖闷 15 分钟。

【用法】代茶频频饮用。每日 1 剂,连用 7~10 天。

【功效】黄疸型肝炎,症见身目俱黄,黄色鲜明,发热口渴,或见腹部胀满,口干而苦,恶心欲吐,小便短少、黄赤,大便秘结,有时伴失眠,舌苔黄腻,脉弦数。

【禁忌】急黄、阴黄、萎黄忌用。

【出处】《自然疗法》。

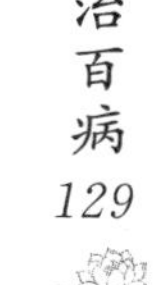

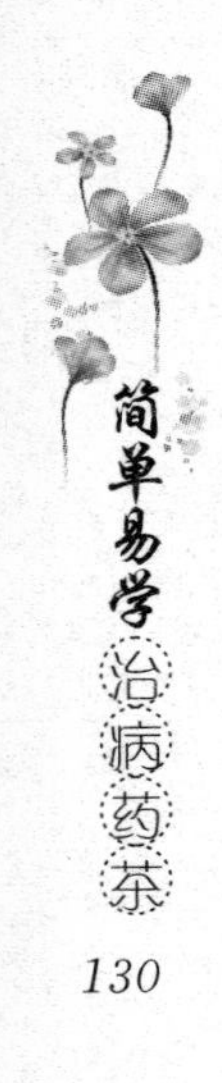

小贴士

民间传说华佗给一黄疸患者治病，苦无良药，无法治愈。过了一段时间，华佗发现患者突然好了，急忙问他吃了什么药，他说吃了一种绿茵茵的野草。华佗一看是青蒿，便到地里采集了一些，给其他的黄疸患者试服，但试了几次，均无效果。华佗又去问已痊愈的患者吃的是几月的蒿子，他说三月里的。华佗醒悟到，春三月阳气上升，百草发芽，也许三月蒿子有药力。第二年春天，华佗又采集了许多三月间的青蒿，给黄疸患者们服用，果然吃一个好一个，但过了三月青蒿却又没有功效了。为摸清青蒿的药性，第三年，华佗又把根、茎、叶进行分类试验，最后实践证明，只有幼嫩的茎叶可以入药治病，并取名"茵陈"。他还编歌供后人借鉴："三月茵陈四月蒿，传于后人切记牢。三月茵陈治黄疸，四月青蒿当柴烧。"现在中医理论认为茵陈有清湿热、退黄疸的功效。常用于黄疸尿少、湿疮瘙痒、传染性黄疸型肝炎等病的治疗。

鲜柳树叶茶

【配料】 鲜柳树叶 15～30 克。

【制法】 开水冲泡。

【用法】 加白糖当茶频服。

【功效】 对肝炎初期效果最佳。据近代药理研究发现柳树叶有抑制细菌、病毒的作用，而且无任何毒副作用。

【出处】 民间验方。

五味子茶

【配料】五味子细末 3 克。

【制法】上药以沸水冲泡。

【用法】代茶饮服，每日 2～3 次。

【功效】传染性肝炎，谷丙转氨酶居高不降，口干欲饮，或伴盗汗，湿热症状不显。

【禁忌】湿热症状明显者不宜饮用。

【出处】《中医民间疗法》。

小贴士

五味子对传染性肝炎有较明显的降低谷丙转氨酶的作用，且奏效较快，无明显副作用，适用类型较多。低酶型(300 单位以下)病例的基本治愈率可达 84.2%，平均服药 10.1 天即能见效；高酶型(500 单位以上)及中酶型(300～500 单位)的基本治愈率分别为 71.4%和 72%，平均服药时间为 23.6 天及 25.2 天。但谷丙转氨酶恢复正常后，如停药过早常引起反跳现象，因此疗程长短须因病而异，原则上谷丙转氨酶恢复正常后仍宜服药 2～4 周，以巩固疗效。少数病例服药后，谷丙转氨酶降至一定水平即稳定不动，或治疗效果不明显，可加大剂量，仍可能促使谷丙转氨酶降至正常。

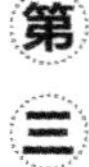

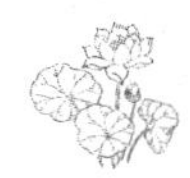

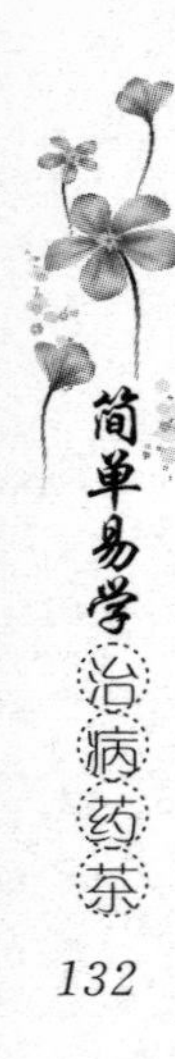

缓解慢性胃炎的药茶

慢性胃炎系指不同病因引起的各种慢性胃黏膜炎等病变，是一种常见且发病率较高的疾病。其临床表现多种多样，但以胃痛，或上腹部不适及胀闷为主，常伴有食欲不振、嗳气、恶心、呕吐、泛酸等症。本病属于中医“胃脘痛”的范畴。本病的病因和发病原理目前尚不十分清楚，但与精神因素及饮食因素关系最为密切。饮食因素是中老年慢性胃炎患者的主要致病因素之一。现代医学认为长期的不良饮食习惯，如进食过急，喜食过热，或长期饮用辛辣调味品，生冷粗硬食物，浓茶烈酒等反复刺激胃黏膜以至引起慢性胃炎。而慢性胃炎是最易患的一种常见病，饮食调养在慢性胃炎的治疗中有非常重要的作用，没有一个好的饮食习惯和饮食方法，慢性胃炎的治疗则是非常艰难的。以下药茶方对于慢性胃炎可起到一定的辅助治疗作用，可加以选用。

黄芪大枣茶

【配料】 黄芪 60～90 克，大枣 30 克。

【制法】 加水煎汤。

【用法】 频饮温服。代茶至少应服用 3 个月以上。

【功效】 补五脏，治虚劳损，适于胃病患者饮用。

【出处】 民间验方。

人参麦冬茶

【配料】 人参 9 克，麦冬 15 克，五味子 6 克。

【制法】 加水煎汤。

【用法】 代茶频饮。

【功效】 补胃益气，用于气短喘促，少气乏力，体质虚弱，津气两伤等症。

【出处】民间验方。

小贴士

麦冬是中医常用的养阴药之一。该药味甘、微苦，性微寒。其有润肺养阴、益胃生津、清心除烦之效。对于天气干燥，肺燥阴伤所致的燥咳痰粘、痨嗽咯血、口干舌燥，以及肠燥便秘皆可服用。此外，麦冬还能改善老年人心脏功能，可强心、利尿、祛痰平喘，是治疗老年常见病的有效药物。现代研究发现：麦冬能降低心律失常的发生率，增加心脏冠状动脉的血流量，增强心肌的收缩力和耐缺氧能力，有显著降血糖作用，可加强胰岛细胞功能；并且对大肠杆菌、副伤寒杆菌等致病菌的生长有显著抑制作用。

麦冬党参茶

【配料】麦冬、党参、北沙参、玉竹、天花粉各 9 克，乌梅、知母、甘草各 6 克。

【制法】上述药物加水煎汤取汁。

【用法】上药共为粗末。当茶饮，每服 1 剂，每日 1 次，白开水冲。

【功效】适用于胃酸少的萎缩性胃炎，症见形体消瘦，面色萎黄，身倦肢乏，纳谷不香，食后饱胀，心烦口干，舌质光红苔少，脉细者。

【出处】民间验方。

长卿北沙参茶

【配料】徐长卿、北沙参、当归各 3 克，黄芪 4.5 克，乌梅肉、生甘草、红茶各 1.5 克。

【制法】上药共为粗末，沸水冲泡。

【用法】代茶频饮，每日 1 剂，连服 3 个月为一疗程。

【功效】虚寒型萎缩性胃炎。

【出处】民间验方。

长卿麦冬茶

【配料】徐长卿、麦冬、丹参各 3 克，黄芪 4.5 克，乌梅、生甘草、绿茶各 1.5 克。

【制法】将上药共为粗末，沸水冲泡。

【用法】代茶饮，每日 1 剂，连服 3 个月为一个疗程。

【功效】虚热型萎缩性胃炎。

【出处】民间验方。

荔枝橘核茶

【配料】荔枝核 15 克，橘核 10 克，红糖适量。

【制法】上述食物共为粗末，沸水冲泡。

【用法】煎水取汁，去渣。代茶饮之。

【功效】感寒腹痛，其痛绵绵，喜热喜按，口不渴者。

【出处】民间验方。

小贴士

荔枝别名荔支、福果、丹荔，是著名的岭南佳果，属亚热带珍贵水果，岭南四大名果之一。它原产我国南部，有 2000 多年的栽培历史。荔枝因果实成熟时枝弱而蒂固，不可摘取，只能用刀连枝剪下，故名荔枝。荔枝因形色美艳、质娇味珍、超凡出众而被古人宠爱，称誉为人间仙果、佛果。其中有“一骑红尘妃子笑”，“日啖荔枝三百颗，不辞长做岭南人”的赞美诗句。中医认为，荔枝核入肝肾二经，为散寒去湿之品，是疏肝理气的良药，可祛寒散滞，行血气，还能辅助治疗因寒而致的胃痛和因肝气不疏引起的疝痛。

姜糖神曲茶

【配料】生姜两片，神曲半块，食糖适量。

【制法】将生姜、神曲、食糖同放罐内，加水煮沸即成。

【用法】代茶随量饮或每日 2～3 次。

【功效】健脾温中，止涎。适用于小儿流涎。

【出处】民间验方。

党参麦芽茶

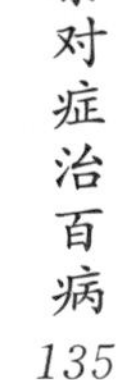

【配料】炒党参 15 克，炒白术 12 克，炒麦芽 20 克，炒陈皮 9 克。

【制法】上方研成粗末(不研亦可)，用作 1 日量。置热水瓶中，用沸水适量冲服,盖闷20～30分钟。

【用法】频频饮用,至晚饮尽。

【功效】益脾健胃,促进消化。主治脾虚运化不良,纳谷不香,或有胃脘闷而不舒,有慢性浅表性胃炎,纳谷欠佳,胃脘微胀而不适。

【禁忌】伤食而中焦积滞空积者不宜饮用。

【出处】《中医良药良方》。

消化性溃疡的辅助治疗药茶

消化性溃疡是一种常见病、多发病,因食管、胃肠壁溃疡的形成和发展与胃液中胃酸和胃蛋白酶的消化作用有关,故而命名。消化性溃疡又简称溃疡病,临床资料统计,约90%的患者溃疡发生于胃和十二指肠部位,又以十二指肠最多见。若溃疡发生在胃的叫胃溃疡,发生在十二指肠球部的就叫十二指肠溃疡。胃溃疡与十二指肠溃疡可以同时发病也可以单独发病。需要指出的是,两者在病因、发病机制、临床表现和治疗方面既有相似之处,又有若干不同,在诊断与治疗过程中需鉴别。消化性溃疡是一种严重危害人体健康的常见的消化道疾病。本病在人群中发病率很高。据统计,每5个男性和每10个女性中,可有1人在一生中曾患过本病。发病者男多于女,男女之比约3.8～8.5∶1;可发生于任何年龄,但以20～50岁者多见,约占80%;随着人口平均年龄的增长,老年患者的比例有所增加。若治疗及时,溃疡可以愈合;治疗不及时,有并发大出血、梗塞、穿孔以及发生癌变的可能性。文献报告十二指肠溃疡3个月的复发率为35%～40%,1年的复发率为50%～90%;胃溃疡的1年复发率为45%～85%。因此科学的自我疗养对于消化性溃疡有极为重要的作用。

以下药茶方可供消化性溃疡患者日常选用。

姜橘土豆茶

【配料】鲜土豆100克,生姜10克,鲜橘汁30毫升。

【制法】土豆、生姜榨汁加鲜橘汁调匀,将杯子放入开水中烫温。

【用法】代茶饮用。

【功效】暖胃止呕。适用于消化性溃疡所致的恶心呕吐。

【出处】民间验方。

佛手枯草茶

【配料】鲜佛手12克,鲜夏枯草24克,白糖或冰糖适量。

【制法】鲜佛手洗净切片,夏枯草淘洗干净切节。将二物同入杯中,放入少量白糖或冰糖,冲入沸水,加盖闷15～30分钟,取汁当茶喝。

【用法】代茶饮用。

【功效】疏肝散郁,和胃止痛。适用于老年消化性溃疡上腹疼痛较剧、痛无定处、胃中灼热、反酸嘈杂、心烦喜怒、口干口苦、便秘尿黄等。

【出处】《消化性溃疡调养宜忌》。

槟榔蜂蜜茶

【配料】槟榔果8克,蜂蜜10克。

【制法】将槟榔果切成薄片(中药店有槟榔片出售),在清水300毫升中浸泡2小时左右;将槟榔片和所浸泡的水入锅,煮沸后打去浮沫,再小火煎煮30分钟,去榔片,取滤液调入蜂蜜即成。

【用法】每日空腹时代茶饮用,上下午各饮1次,每次饮100毫升。

【功效】本方主治幽门螺杆菌引起的慢性胃炎和胃及十二指肠溃疡。

【出处】《中医民间疗法》。

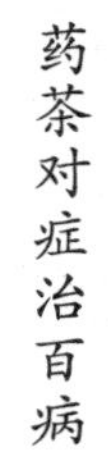

小贴士

槟榔是棕榈科植物槟榔的种子,有仁频、宾门等多种称谓,自古以来就是我国东南沿海各省居民迎宾敬客、款待亲朋的佳果,因古时敬称贵客为“宾”、为“郎”,所以又有“槟榔”的美誉。中医理论认为,槟榔性味温辛、无毒,有杀虫、破积、下气、行水等多种功效,对虫积、食滞、脘腹胀痛、泻痢后重、水肿及脚气等症有较好的治疗效果。

现代医学研究表明,槟榔果实中含有多种人体所需的营养元素和有益物质,如脂肪、槟榔油、生物碱、儿茶素、胆碱等成分。槟榔具有独特的御瘴功能,是历代医家治病的药果,又有“洗瘴丹”的别名。因为瘴疠之症,一般都同饮食不规律、气滞积结有关,而槟榔却能下气、消食、祛痰,所以在药用性能上被人们广泛关注。即使墨客骚人对槟榔也情有独钟,唐宋八大家之一的苏东坡就曾写过“红潮登颊醉槟榔”的佳句。据资料显示,有人曾用槟榔蜜茶治疗幽门螺杆菌感染的慢性胃炎、胃及十二指肠溃疡 32 例,饮用 2 周后,治愈 21 例,好转 10 例;饮用 4 周后,幽门螺杆菌根除率达 62.5%。但溃疡病有慢性腹泻者不宜,因槟榔会加重腹泻。

小白菜茶

【配料】 小白菜 250 克,盐少许,白糖适量。

【制法】 小白菜洗净剁碎,加盐腌 10 分钟,用纱布包扎绞汁,加入白糖即成。

【用法】代茶饮用。

【功效】清热，止津，养胃。适用于老年消化性溃疡胃痛较剧、胃中灼热、反酸嘈杂、心烦易怒、口干口苦、便秘等。

【出处】《消化性溃疡调养宜忌》。

小贴士

从前欧洲有一位医生，遇到一个胃溃疡患者前来求治。当时没有治这种病的特效药，医生想起了白菜食疗的作用，请患者等一会儿，便到厨房里去榨了一瓶白菜水，规定了剂量叫患者服用。医生怀着惴惴不安的心情等待患者的反应。两天后，那患者非常高兴地来找医生，告诉他："药很好，不但解除了病痛，食量也有所增进!"医生带着哥伦布发现新大陆的兴奋心情，继续用白菜水治胃溃疡，不久，竟成了名噪一时的治胃溃疡的名医。

这件事后引起了一位化学家的兴趣，用白菜水进行化学分析发现了一种新的维生素，便定名为维生素U。在本世纪六十年代，风行一时的胃溃疡特效药——维生素U，就是在这个发现的基础上产生的。所以营养学家多主张溃疡患者食用白菜。当然中医早就认为，白菜对于脾胃不和、上腹胀气疼痛、胃及十二指肠溃疡、腹痛有一定的疗效。从做法上来说，白菜生吃食疗效果最好，可以用来凉拌、做沙拉或榨汁。即使做熟，也不宜加热过久，以免其中的有效成分被破坏。

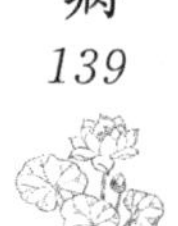

四汁蜂蜜茶

【配料】芜青叶200克，胡萝卜400克，芹菜200克，苹果300克，蜂蜜适量。

【制法】将四种蔬果洗净榨汁，加蜂蜜调匀服之。

【用法】代茶饮用。

【功效】和胃止痛，适用于胃及十二指肠溃疡，胃部疼痛。

【出处】《消化性溃疡调养宜忌》。

小贴士

蜂蜜香甜可口，营养丰富，老幼皆宜，自古以来，人类就将蜂蜜当作珍品。《本草纲目》中写道："蜂蜜益气补中，止痛解毒，除百病，和百药，久服强志轻身，不老延年，更为重要的是人们把还蜂蜜作为治疗多种疾病的良药。"中医认为：蜂蜜补脾肾，润肠、润肺、清热、解毒、止痛、防腐等。主治脾胃虚弱、病后体虚、肠燥便秘、口干咽燥、干咳无痰、脘腹疼痛，并常用来治疗便秘、胃炎、鼻炎、哮喘、肺结核、高血压、营养不良、贫血等，蜂蜜对于消化性溃疡治疗也有非常好的效果。蜂蜜有促进溃疡愈合的作用。实验证明，蜂蜜对胃和十二指肠溃疡的有效率高达82%。具体食用方法：蜂蜜100～150毫升，隔水蒸熟，于食前空腹1次服下。每日3次，连服2～3周。

辣椒种子茶

【配料】 辣椒种子适量，生姜、红糖适量。

【制法】 将辣椒种子放入锅内，加水、生姜、红糖适量，煎沸即成。

【用法】 代茶饮用。

【功效】 温中健胃，散寒除湿。适用于老年消化性溃疡胃部冷痛、遇冷加剧、喜热喜按、呕吐清水、大便稀溏等。

【出处】 民间验方。

蛋清豆奶汁

【配料】 鲜豆浆，白及粉，鸡蛋清1个。

【制法】 豆浆和牛奶搅匀煮开，把鸡蛋清打到碗里搅匀，掺入略煮，盛出后加入白及粉调匀即成。

【用法】 代茶饮用。

【功效】 治疗早期的胃溃疡。

【出处】 民间验方。

香菜姜糖茶

【配料】 香菜10克，生姜10克，红糖15克。

【制法】 将香菜放入锅内，加水，放入生姜红糖，煎沸即成。

【用法】 代茶饮用。

【功效】 健胃消食，疏散风寒，温中止呕。适用于消化性溃疡胃部冷痛、遇冷加剧等症。

【出处】《消化性溃疡调养宜忌》。

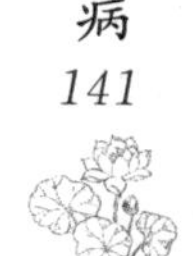

小贴士

香菜也就是芫荽，又名胡荽，它的嫩茎和鲜叶有种特殊的香味，常被用作菜肴的点缀、提味之品，是人们喜欢食用的佳蔬之一。香菜中含有许多挥发油，其特殊的香气就是挥发油散发出来的。它能祛除肉类的腥膻味，因此在一些菜肴中加些香菜，即能起到祛腥膻、增味道的独特功效。《本草纲目》称“芫荽性味辛温香窜，肉通心脾，外达四肢”。在实际生活中它确实具有芳香健胃、祛风解毒之功，能解表治感冒，具有利大肠、利尿等功能，能促进血液循环。患感冒及食欲不振、消化性溃疡者可以食用。

改善缺铁性贫血的药茶

贫血是指血液中红细胞的数量或红细胞中血红蛋白的含量不足。贫血的种类不同，治疗的方法也截然不同。根据贫血的病因及发病机理分类，可分为缺铁性贫血、叶酸和维生素 B_{12} 缺乏的巨幼红细胞性贫血、再生障碍性贫血、慢性系统性疾病（如慢性炎症、感染、尿毒症、肝病、肿瘤等）伴发的贫血及遗传性、溶血性贫血、急性失血后贫血、慢性失血后贫血，其中以缺铁性贫血最为常见。患有本病的患者在积极进行治疗的同时，了解本病的特点及调养也十分必要。缺铁性贫血的临床表现有面色苍白或萎黄，唇甲色淡，倦怠乏力，头晕健忘，耳鸣眼花，失眠多梦，食欲不振，恶心呕吐，消化不良，腹胀腹泻，口舌生疮，心悸气促，动作尤甚，月经不调，性欲减退，严重者还可有肢体浮肿，毛发脱落，心脏扩大，心尖区收缩期杂音等。以下药茶方对改善缺铁性贫血有一定的辅助治疗作用，可对症加以选用。

血藤芪枣茶

【配料】鸡血藤30克，黄芪15克，大枣5枚。

【制法】大枣泡开去核与二味同煎20分钟。

【用法】取汁代茶饮，每日1～2剂。15～30天为1疗程。

【功效】补血益气。主治各种贫血、白细胞减少症，血小板减少性紫癜等见有头昏乏力、食欲不振、面色乏华、脉细小等血气虚亏之象者；放射性因素引起的白血病、再生障碍性贫血。

【出处】《常用老年保健中药》。

小贴士

鸡血藤别名血风藤、血藤，性甘温，味苦。其能补血活血、舒筋通络。常用于治疗贫血、腰膝酸痛、麻木瘫痪、月经不调、经闭痛经，亦治放射性白细胞减少。黄芪甘、微温，为温和的补气药，功能补气固表，利尿生肌。大枣甘、温，补中益气，养血安神，调和诸药。三者合而用之，有益气养血、补中扶正之功，可以常服。

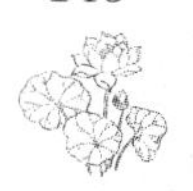

花生衣红枣茶

【配料】花生米60～90克，红枣30～50克。

【制法】先将花生米在温水中浸泡半小时，取皮，晒干备用。红枣洗净后温水泡开去核，酌加清水煎煮半小时后拣去花生衣，加适量红糖分次饮汁并吃枣。

【用法】每日1剂，连服10～15天。

【功效】补血止血。主治血小板减少性紫癜及各种出血后贫血。

【出处】《实用食疗方精选》。

小贴士

方中主药花生衣为落花生的红色种皮，是近代发现的止血新药。最初发现口服花生米能缓解血友病患者的出血症状，后来知道，不仅对A型患者（缺乏Ⅷ因子）有效，而且对B型患者（缺乏Ⅸ因子）更有效，对其他某些出血患者亦有止血作用，但对严重出血，其效果很差。研究认为：花生衣能对抗纤维蛋白的溶解，能促进骨髓制造血小板，并改善血小板质量，缩短出血时间，加强毛细血管的收缩机能，改善凝血因子的缺陷等。对血小板减少性紫癜、血友病、先天性遗传性毛细血管扩张出血等症不但有止血作用，而且对原发病亦有一定的治疗作用。大枣能养血、补益脾胃，可增强机体对血液的生成和固摄能力。红糖为补中活血之品，方中三物同用，共收养血补虚、收敛止血之效。

当归补血茶

【配料】 当归6克，黄芪30克。

【制法】 上药共为细末，置保温瓶中，用沸水适量冲泡盖闷20分钟。

【用法】 代茶频饮。头次饮完，可再次冲入沸水，连续饮用，至药汁尽为止。每日1剂。连服7～10天。

【功效】 补气出血。主治女性崩漏、产后引起的血虚证，症见面色萎黄、神倦乏力或有低热，脉虚无力。

【出处】《内外伤辨惑论》。

桑椹蜜茶

【配料】 桑椹、蜂蜜各适量。

【制法】 取鲜桑椹捣碎，每取60克，和蜂蜜20～30克，共置保温杯中，用沸水适量冲泡。

【用法】 不拘时代茶饮。每日1剂。

【功效】 补肝益肾，息风滋液。主治贫血、大便干结、须发早白、神经衰弱、头昏、多梦、少寐、记忆力减退等症。

【禁忌】 脾胃虚寒易泻者忌用。

【出处】《偏方大全》。

降低血糖的药茶

糖尿病是一组以高血糖为特征的内分泌代谢的疾病。这是由于胰腺中分泌的胰岛素相对或绝对不足，以及靶细胞对胰岛素敏感性的降低，而引起糖、蛋白质、脂肪和水、电解质代谢紊乱，由此导致全身神经、血管病变，引起心、脑、肾、神经及眼等组织器官的慢性进行性病变。但

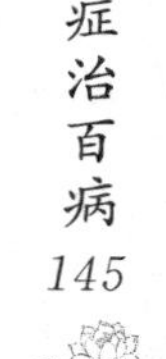

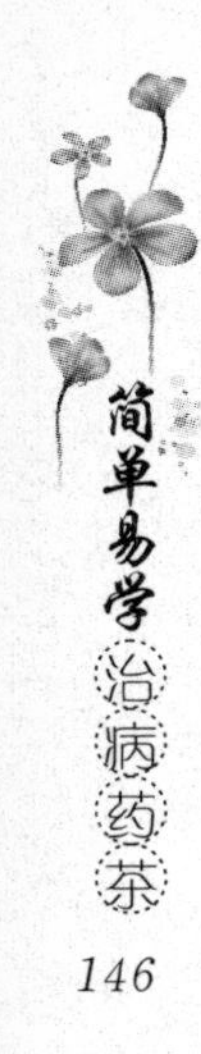

要指出，并不是所有的糖尿病患者尿中都能测出糖，尿中有糖也不一定即是糖尿病。在中医学上，一般将糖尿病划为“消渴症”范畴，意思是消瘦加上烦渴。中医又根据其部位表现不同，将糖尿病（消渴）划分为上消、中消与下消，即“多饮为上消，多食为中消，多尿为下消”。

随着现代人生活和饮食习惯的改变，糖尿病的发病率迅速上升，据世界卫生组织最新统计，全世界有糖尿病患者1.25亿，平均每分钟就有6人因患糖尿病死亡，糖尿病造成的死亡，已居人类各种死亡原因的第5位，所以，世界卫生组织已将糖尿病列为三大疑难病之一。在国内，糖尿病患者正在逐年增加。1980年以前，我国的糖尿病发病率仅占总人口的0.3％，现在据国内最新统计，我国的糖尿病发病率达到4％以上。在部分大城市，糖尿病越来越普遍，1型、2型糖尿病患者将近6％，平均每10人就有1人患病，65岁以上的人则有超过两成人患病。目前，我国有糖尿病患者总人口已逾4000万人。世界卫生组织预测，到2025年我国糖尿病患者将达5000万。由于糖尿病可发生于任何年龄，并且随着病程延长，容易并发全身神经、微血管、大血管病变，并可导致心、脑、肾、神经及眼等组织器官的慢性进行性病变，使并发症日趋增多，程度加重，严重危害患者健康和生命，具有发病率、致残率、致死率均高的特点，而饮食药茶疗法对糖尿病患者控制症状有一定的辅助作用，生活中不妨在医生的指导下加以选用。

天花粉茶

【配料】天花粉100克。

【制法】将花粉加工制成粗末，每日15～20克，沸水冲泡，盖闷几分钟即成。

【用法】每日代茶频饮。久服效果明显。

【功效】清热，生津，止渴。主治消渴、身热、烦闷、大热，并能补虚安神。适用于糖尿病肺胃燥热，生津止渴作用尤佳。

【出处】《糖尿病调养宜忌》。

田螺茶

【配料】田螺 10 只。

【制法】洗去泥沙，加清水煮汤代茶饮。

【用法】每日代茶频饮。

【功效】清热止渴。适用于糖尿病消渴多饮症。

【出处】《糖尿病调养宜忌》。

小贴士

田螺又名香螺，通常生活在池塘、水田、小溪或河沟里。田螺个体不大，肉不多，其真正的肌肉只是螺口伸出来的头和足。购买田螺时，要挑选个大、体圆、壳薄的，掩片完整收缩，螺壳呈淡青色，壳无破损，无肉溢出，掂之有较重感。要注意选择活田螺，市面供应的田螺难免生死混杂，挑选时可用小指尖往掩盖上轻轻压一下，有弹性的是活螺，否则便是死螺。买回来后要养几天才行，首先用清水洗干净，然后用盆（或桶）放入清水将田螺养着，再滴几滴植物油在上面（让它把肚子里的脏东西吐出来），每天换一次水，5～7 天就可以食用。

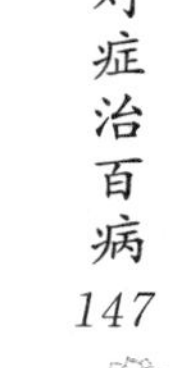

菟丝子茶

【配料】菟丝子 15 克。

【制法】将菟丝子碾碎，用纱布包好，放入杯中，沸水冲泡。

【用法】每日代茶频饮。可以经常服用。

【功效】补肾益精。适用于肝肾阴虚的消渴症。

【出处】《糖尿病调养宜忌》。

皋芦叶茶

【配料】皋芦叶 100 克。

【制法】将鲜皋芦叶洗净、切碎，水煎。

【用法】每日代茶频饮。

【功效】清热解渴，除烦消痰。适用于消渴症头痛心烦口渴多饮症。

【出处】《糖尿病调养宜忌》。

麦冬党参茶

【配料】取麦冬、党参、北沙参、玉竹、天花粉各 9 克，知母、乌梅、甘草各 6 克。

【制法】研成粗末，加绿茶末 50 克，煎茶水 1000 毫升，冷却。

【用法】每日代茶频饮。

【功效】养阴润燥，生津止渴。

【出处】《糖尿病调养宜忌》。

乌梅玉竹茶

【配料】大乌梅 5 枚，玉竹、北沙参、石斛、麦冬各 9 克。

【制法】将上药五味共碾制成粗末，加水适量，煎汤。

【用法】每日代茶频饮。

【功效】养阴润燥，生津止渴。适用于上、中消及热病伤阴烦渴、夏季汗多口渴多饮等。

【出处】民间验方。

> **小贴士**
>
> 乌梅是药食同源的制品，是青梅经过加工后的中药材之一。五月中旬，当梅果约八成熟时(果色由青绿转青黄色)即可采摘，将采摘的青梅按大、小分开，均匀地分别放入备好的焙炕中，用木炭作燃料，先以60℃左右的温度烘烤1小时，再以50℃左右的微火烘烤24小时，然后取出并小心翻动，以不翻破果皮为妥。放置一天后再置于炕中仍以50℃左右的微火烘烤24小时，直至梅果肉起皱缩，呈棕褐色为止。要使乌梅成品乌黑，可将已烘干的乌梅堆放3～5天，颜色就会逐渐转黑，也可在炭火中加入少量油松柴，使烘烤产生的黑烟起到熏黑作用。值得注意的是，当用炉火焙烤时，不宜用煤作燃料，以免煤燃烧过程中产生的有害气体污染产品。

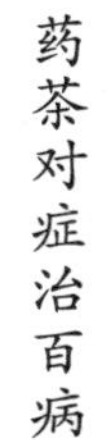

胆囊结石治疗宜喝的药茶

胆石症是胆囊、胆管和肝内胆管结石的总称，是比较常见的疾病。有结石存在可以引起胆囊炎、胆管炎，多发于40岁以上的肥胖者，女性

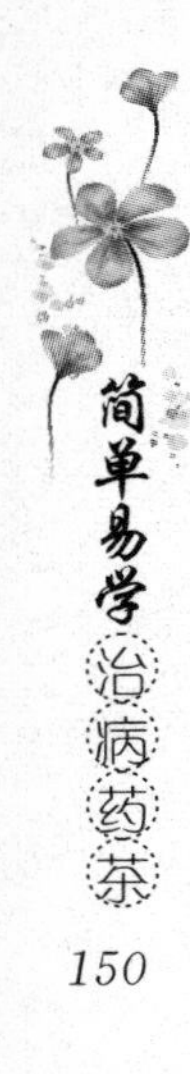

发病率高于男性。胆囊炎与胆石症两者往往同时存在,相互影响,其表现与治疗又多相似,故一并而论。胆囊炎分急性、慢性两种,急性胆囊炎治不及时可能转变成慢性,而慢性胆囊炎又常以急性发作的形式出现。无论是急性或慢性胆囊炎,皆可合并胆石症,而胆石症又可导致胆道梗阻,在胆汁滞留基础上发生胆囊感染。本病属中医学"结胸"、"胁痛"、"黄疸"、"癖黄"等范畴。本病的治疗一般通常采用药物或手术,但本病自我疗养对疾病痊愈、防止复发有十分重要的意义,尤其是饮食调养,注意食物禁忌有助于防止本病的复发,以下药茶方可供选用。

金钱草茶

【配料】金钱草 30 克。

【制法】金钱草洗净,晒干,切成碎末,以沸水冲泡。

【用法】代茶随意饮用;每日 1 剂,60 天为 1 疗程。

【功效】利胆排石,尤其适用于泥沙样结石。

【出处】《中药药理与应用》。

金钱草虎杖茶

【配料】大金钱草 30 克,虎杖根 15 克。

【制法】上药研成粗末,置保温瓶中,以沸水 500 毫升冲泡20 分钟。

【用示】代茶饮用。

【功效】消炎利胆,排石止痛。主治急性胆囊炎,胆石症。

【禁忌】脾胃虚弱、食少、大便不实者忌用。

【出处】《中药药理与应用》。

小贴士

实验证明：金钱草对实验大鼠有明显的促进胆汁分泌和排泄作用，其利胆作用不是通过反射性胆囊收缩，而可能是促进肝细胞分泌胆汁，肝胆管内胆汁增多，内压增高，奥狄氏括约肌松弛并排出胆汁。由于利胆作用，使胆管泥沙状结石易排出，则阻塞和疼痛减轻，黄疸消退。大金钱草配用虎杖可增强抗菌作用。本方对肝胆管泥沙状结石疗效较好，金钱草用鲜品，疗效优于干品。

龙胆清热茶

【配料】龙胆草、醋柴胡、川芎各2克，甘菊、细生地各3克。

【制法】上料洗净后，晒干或烘干，捣为细末，水煎数沸即可。

【用法】代茶频饮，每日1剂。

【功效】清肝利胆，泻火养阴。适用于胆囊炎、胆结石、肝炎、慢性胃炎及早期高血压病。

【出处】《中医独特疗法》。

金钱败酱茵陈茶

【配料】金钱草50克，败酱草、绵茵陈各30克，白糖适量。

【制法】上料洗净，加水约7200毫升，煎取1000毫升，去渣，调入白糖即可。

【用法】代茶频饮，宜温服，常服。

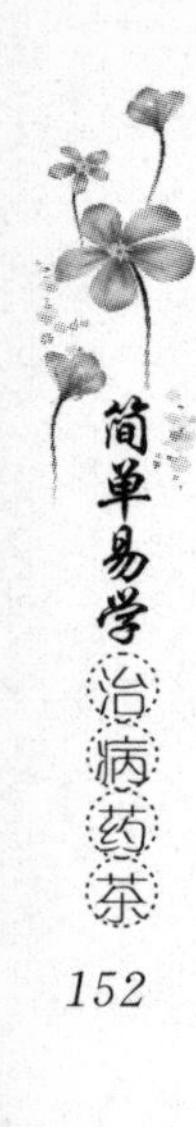

【功效】清热利湿，排石。用于慢性胆囊炎、胆石症及泌尿系结石等。

【出处】民间验方。

猫须草茶

【配料】猫须草不拘量。

【制法】将猫须草洗净后，用沸水冲泡10分钟即成。

【用法】代茶频饮。

【功效】化瘀浊，消结石。用于胆石症、泌尿系结石、足痛风等。

【出处】《中医独特疗法》。

茵陈利胆茶

【配料】茵陈30克，鲜白茅根60克，玉米须、鲜荷叶各15克，白糖适量。

【制法】上药洗净，加水适量煎汤，去渣，溶入白糖即可。

【用法】代茶频饮。

【功效】利胆退黄，化浊降压。用于胆石症合并梗阻性黄疸等。

【出处】《食物疗法》。

药茶治疗脂肪肝的特效方

生活中我们发现许多自认为很健康的人走进B超室，捧出的报告单上却是这样的检查结果：脂肪肝。那么什么是脂肪肝呢？

肝脏是人体最大的消化腺，具有分泌胆汁，储存肝糖原及解毒等重要机能。其质地柔软，呈红褐色，重量相当于成人体重的2%，我国男性肝重为1154～1446克，女性为1028～1378克。肝与脂类物质代谢密切相关，正常肝能使脂肪的消化、吸收、氧化、转化及分泌等过程保持动态平衡。如因各种原因使肝脏脂肪代谢功能发生障碍，致使脂类物质代谢失调，脂肪在组织细胞内储积，也就是说脂肪肝实际上就是脂肪过量进入到肝脏里面。当脂肪含量超过肝重的5%或组织学上单位面积中有1/3以上肝细胞脂肪变时，就被诊断为脂肪肝。不过脂肪肝是一种常见的临床现象，而非一种独立的疾病。其临床表现轻者无症状，重者病情凶猛。一般而言，脂肪肝属可逆性疾病，早期诊断并及时治疗常可恢复正常。

股蓝山楂茶

【配料】 绞股蓝15克，生山楂30克。

【制法】 将绞股蓝、生山楂分别洗净，切碎后同入砂锅，加水煎煮25分钟，过滤取汁取成。

【用法】 代茶频频饮用。

【功效】 化痰导滞，活血消脂。适宜于痰瘀交阻型脂肪肝。

【出处】《脂肪肝防治》。

玉米红糖茶

【配料】 嫩玉米120克，牛奶200克，红糖20克。

【制法】

(1)将鲜嫩玉米洗净，装入研磨容器中，捣烂呈泥糊状，放入砂锅。

(2)加水适量，中火煨煮25分钟，用洁净纱布过滤，将滤汁盛入锅中，兑入牛奶，加红糖拌匀，用小火煨煮至沸即成。

【用法】 每日1剂，代茶饮用。

【功效】 健脾调中，补虚消脂。适宜于脾气虚弱型脂肪肝。

【出处】《脂肪肝防治》。

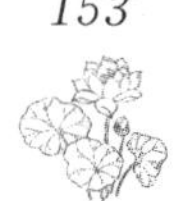

小贴士

现代医学研究证实，玉米不仅有较好的降血糖、降血压作用，而且还有较好的防治脂肪肝效果。玉米主含复合糖类，流行病学调查资料表明，以复合糖类为主食的国家或地区，居民平均血中胆固醇含量和冠心病发病率均较低。这可能与玉米等谷类中含有较高的膳食纤维关。临床研究还表明，用复合糖类（玉米等谷类）代替简单糖类，可使脂肪肝患者的甘油三酯含量降低。

股蓝决明茶

【配料】 绞股蓝15克，决明子20克，槐花10克。

【制法】 将绞股蓝、决明子、槐花分别拣去杂质，绞股蓝切碎、决明子敲碎，与槐花同入砂锅，加水煎煮25分钟，过滤取汁，兑入少许蜂蜜，拌匀即成。

【用法】 早晚分服。

【功效】 益气补脾，清肝降浊，化痰消脂。适宜于痰瘀交阻型脂肪肝。

【出处】《脂肪肝防治》。

荷叶山楂茶

【配料】 山楂20克，干荷叶30克，薏苡仁5克，陈皮5克。

【制法】 将洗净的干荷叶、山楂、薏苡仁、陈皮研成碎末，再放入杯中，用沸水冲泡，加盖闷15分钟后即成。

【用法】代茶频频饮用。

【功效】活血化痰，理气行水，消脂化浊。适宜于痰瘀交阻型脂肪肝。

【出处】《脂肪肝防治》。

荷叶葛花茶

【配料】荷叶半张，葛花10克。

【制法】将荷叶切成丝状，与葛花同入锅中，加入适量，煮沸10分钟，过滤取汁取成。

【用法】当茶频频饮用。

【功效】解酒毒，降血脂。适宜于痰瘀交阻型脂肪肝。

【出处】民间验方。

小贴士

野葛可分为葛根、葛藤、葛叶及葛花等，各具不同的药用价值，其中以葛花最为昂贵。《神农本草经》《本草纲目》称葛花"解酒醒脾"。在民间素有"千杯不醉野葛花"之说。用葛花沏成茶，饮之不仅具有解酒功能，同时具有清热解毒、养肝、护胃、补肾之作用。而饮用荷叶葛花茶有利于酒精性脂肪肝的治疗。

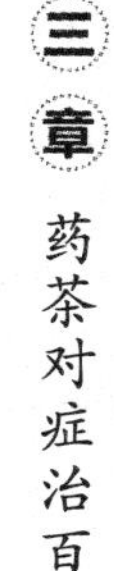

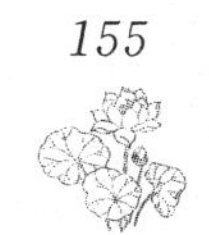

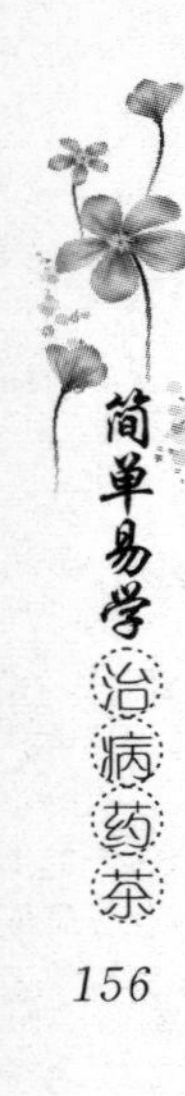

芝麻消脂茶

【配料】芝麻糊40克，绿茶12克。

【制法】

(1)将绿茶一分为二，装入绵纸袋中封口挂线，备用。

(2)将芝麻糊一分为二，分装入杯中，待用。

(3)每次取1袋绿茶，放入装有芝麻糊的杯中，用沸水冲泡，加盖，闷10分钟即可饮用。

【用法】冲泡饮用，每日2次。

【功效】解毒化瘀，活血消脂。适宜于各种类型的脂肪肝。

【出处】民间验方。

丹参黄精茶

【配料】丹参15克，黄精15克，陈皮5克，蜂蜜15克。

【制法】

(1)将陈皮洗净，切碎，备用。将丹参、黄精洗净后分别切成片，放入砂锅，加水适量。

(2)用大火煮沸，调入陈皮碎末，改用小火煨煮25分钟，用洁净纱布过滤取汁，回入锅中，用小火煮沸，停火，趁温热调入蜂蜜，拌匀即成。

【用法】早晚分服。

【功效】滋阴补虚，益气健脾，化瘀消脂。适宜于痰瘀交阻型脂肪肝。

【出处】民间验方。

陈皮决明茶

【配料】陈皮12克，决明子15克。

【制法】

(1)将陈皮拣去杂质,洗净后晾干或烘干,切碎,备用。

(2)将决明子洗净,敲碎,与切碎的陈皮同放入砂锅,加水浓煎2次,每次15分钟,过滤,合并2次滤汁,再用小火煨煮至300毫升即成。

【用法】代茶饮用。

【功效】燥湿化痰,清肝消脂。适宜于肝郁气滞型脂肪肝。

【出处】民间验方。

陈皮姜黄茶

【配料】陈皮8克,姜黄8克,绿茶3克。

【制法】

(1)将姜黄、陈皮洗净,晒干或烘干,姜黄切饮片,陈皮切碎,与绿茶共研为粗末,一分为二,装入纸袋中,封口挂线,备用。

(2)每次取1袋。放入杯中,用沸水冲泡,加盖,闷15分钟,即可频频饮用,一般每袋可连续冲泡3～5次。

【用法】冲茶饮,每日2次。

【功效】活血行气,散瘀消脂。适宜于气滞血瘀型脂肪肝。

【出处】民间验方。

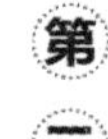

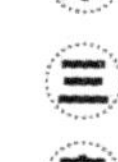

陈皮红花茶

【配料】陈皮8克,红花(干品)2克,鲜山楂20克。

【制法】

(1)将红花洗净后晒干或烘干,备用。

(2)将山楂除去果柄,洗净,切成片,与红花、陈皮同放入大杯中,用沸水冲泡,加盖,闷15分钟即可饮用。一般可连续冲泡3～5次。

【用法】代茶,频频饮用。

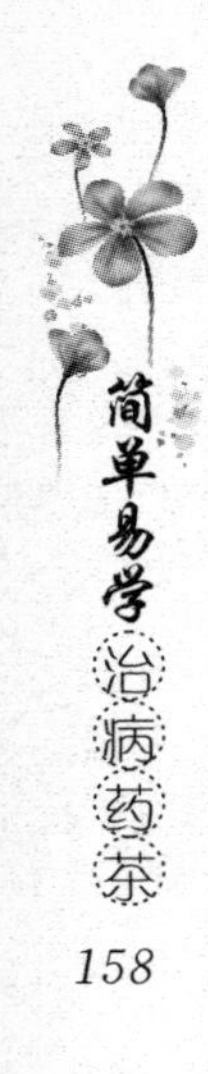

【功效】消食导滞，祛瘀消脂。适宜于气滞血瘀型脂肪肝。

【出处】民间验方。

陈皮青皮茶

【配料】陈皮15克，青皮12克，白糖10克。

【制法】将陈皮、青皮洗净，切成小块，放入容器内，然后用开水泡上，待入味，加白糖拌匀即成。

【用法】代茶饮用。

【功效】疏肝解郁，消暑顺气。适宜于肝郁气滞型脂肪肝。

【出处】民间验方。

小贴士

陈皮是放久了的橘子皮，陈皮在药用上有理气、健胃、祛湿、祛痰的功效。中医中的“陈皮半夏汤”、“二陈汤”是主要靠陈皮治病的。以陈皮为主要成分配制的中成药，如川贝陈皮、蛇胆陈皮、甘草陈皮、陈皮膏、陈皮末等，是化痰下气、消滞健胃的良药。青皮在中药店或者医院的中药房有卖，需要说明的是不能直接用其代替陈皮，因为它是由未成熟的橘皮经过炮制而来。

橘叶消脂茶

【配料】金橘叶(干品)50 克。

【制法】将金橘叶洗净、晾干后切碎,放入砂锅,加水浸泡片刻,用中火煎煮 15 分钟,再用洁净纱布过滤,去渣,取汁放入容器中即成。

【用法】代茶饮用。

【功效】疏肝解郁,行气活血。适宜于肝郁气滞型脂肪肝。

【出处】民间验方。

绿豆菊花茶

【配料】绿豆 60 克,白菊花 10 克。

【制法】

(1)将绿豆拣去杂质,淘洗干净,备用,将白菊花放入纱布袋中,扎口,与淘洗干净的绿豆同入砂锅,加足量水。

(2)浸泡片刻后用大火煮沸,改用小火煨煮 1 小时,待绿豆酥烂,取出菊花纱布袋即成。

【用法】代茶饮用。

【功效】清热解毒,清暑消脂。适宜于肝经湿热型脂肪肝。

【出处】民间验方。

绿豆大黄茶

【配料】绿豆 100 克,生大黄 6 克,蜂蜜 20 克。

【制法】

(1)将绿豆洗净,放入砂锅,加清水适量,浸泡 25 分钟,待用。

(2)将生大黄洗净,切片,加水煎约 15 分钟,取汁 100 毫升,备用。

(3)浸泡绿豆的砂锅置火上,大火煮沸,改用小火煨煮 1 小时,待绿

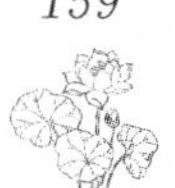

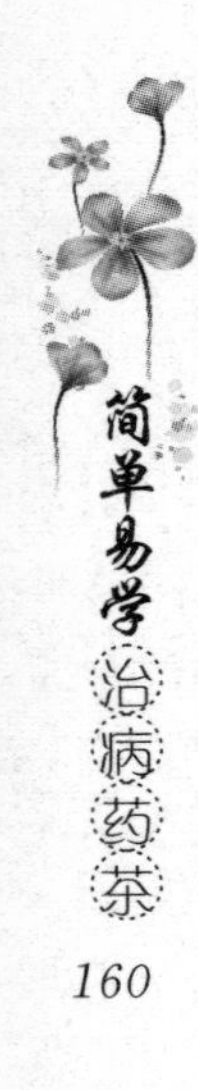

豆酥烂，离火，将生大黄汁与蜂蜜兑入绿豆汤中，拌和均匀即成。

【用法】 代茶饮用。

【功效】 清热解毒，散瘀通便，活血消脂。适宜于气滞血瘀型脂肪肝。

【出处】 民间验方。

大黄消脂茶

【配料】 制大黄 3 克，蜂蜜 25 克。

【制法】

（1）将制大黄洗净，晒干或烘干，研成极细末，备用。

（2）每次 1 克，倒入大杯中，用沸水冲泡，加盖，闷 15 分钟，兑入 10 克蜂蜜，拌和均匀。

【用法】 代茶饮用。

【功效】 祛瘀消脂。适宜于气滞血瘀型脂肪肝。

【出处】 民间验方。

小贴士

大黄性味苦寒，具有导泻、利胆、抗菌消炎、消脂、利尿、止血等功效。但需要说明的是，大黄的消脂作用是有限的，还需要配合适当的运动、控制饮食等综合治疗才能奏效。大黄在祖国医学上，确实是味好药，但“是药三分毒”，大黄虽好，也不可久服，久服大黄可引发肝硬化、电解质紊乱等并发症。因而此茶也不可长期服用。

决明消脂茶

【配料】炒决明子 40 克。

【制法】将炒决明子放入有盖杯中，用沸水冲泡，加盖闷 15 分钟即可饮服，一般可冲泡 3～5 次。

【用法】代茶饮用。

【功效】清肝消脂，明目润肠。适宜于肝经湿热型脂肪肝。

【出处】《脂肪肝防治》。

金橘萝卜茶

【配料】金橘 5 个，萝卜 1/2 个，蜂蜜 20 克。

【制法】

(1)将金橘洗净后去子，捣烂。

(2)萝卜洗净，切丝榨汁，将金橘泥、萝卜汁混匀，放入蜂蜜调匀。

【用法】代茶饮用。

【功效】顺气和胃，消脂肪，护肝。适宜于气滞型脂肪肝。

【出处】《脂肪肝防治》。

三七消脂茶

【配料】三七 5 克，绿茶 3 克。

【制法】

(1)将三七洗净，晒干或烘干，切成饮片或研末。

(2)三七与绿茶同放入杯中，用沸水冲泡，加盖，闷 15 分钟即可饮用。一般可连续冲泡 3～5 次。

【用法】代茶饮用。

【功效】活血化瘀，抗脂肪肝。适宜于气滞血瘀型脂肪肝。

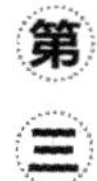

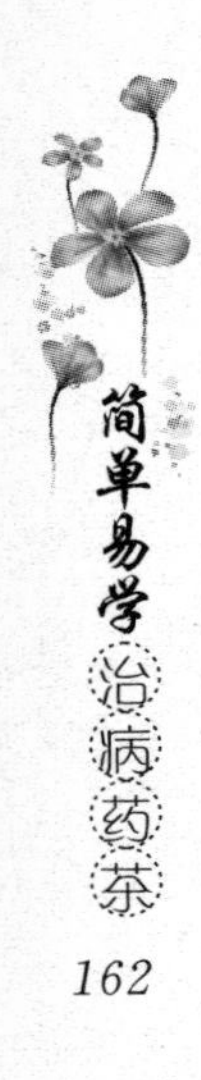

【出处】《中医民间疗法》。

银杏消脂茶

【配料】银杏叶 15 克，花生叶 10 克。

【制法】

(1)将花生叶、银杏叶拣去杂质，晒干或烘干，共研成粗末，一分为四，分绵纸袋中，封口挂线，备用。

(2)每次取 1 袋放入杯中，用沸水冲泡，加盖，闷 15 分钟即可饮用。

【用法】代茶饮用。

【功效】滋阴补肾，解毒消脂。适宜于肝肾阴虚型脂肪肝。

【出处】民间验方。

小贴士

银杏叶具有重要的药用价值。到目前为止已知其化学成分的银杏叶提取物多达 160 余种。主要有黄酮类、萜类、酚类、生物碱、聚异戊烯、奎宁酸、亚油酸、蟒草酸、抗坏血酸、α-己烯醛、白果醇、白果酮等。其中以西阿黄素为主体成分，银杏叶粗提取物 4 种双黄酮类(西阿多黄素、银杏黄素、异银杏黄素、白果黄素)以秋叶含量最高。秋叶为 17.2mg/g，夏叶为 4.4mg/g。银杏叶对脂肪肝、冠心病、心绞痛、脑血管疾病有一定的疗效。

丹参山楂茶

【配料】丹参 12 克，山楂 12 克。

【制法】

(1)将丹参、山楂洗净、晒干或烘干，研成粗末，充分混匀后一分为二，装入绵纸袋中，封口挂线，备用。

(2)每次 1 袋，放入杯中，用沸水冲泡，加盖，闷 15 分钟，即可频频饮用，一般每袋可连续冲泡 3～5 次。

【用法】代茶饮用。

【功效】活血化瘀，护肝消脂。适宜于气滞血瘀型脂肪肝。

【出处】民间验方。

虫草银杏茶

【配料】冬虫夏草 8 克，银杏叶 12 克。

【制法】

(1)将银杏叶洗净，晒干或烘干，研成粗粉，与虫草粉充分混合均匀，一分为二，装入绵纸袋中，封口挂线，备用。

(2)每次取 1 袋，放入杯中，用沸水冲泡，加盖，闷 15 分钟即可频频饮服，一般每袋可连续冲泡 3～5 次。

【用法】代茶饮用。

【功效】益肾滋阴，化痰定喘，消脂养心。适宜于肝肾阴虚型脂肪肝。

【出处】民间验方。

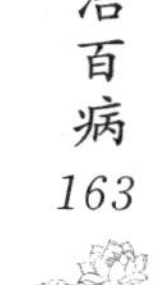

小贴士

冬虫夏草性甘温，为麦角菌科植物冬虫夏草菌的子座及寄主的幼虫尸体的复合体。冬虫夏草具有养肺阴，补肾阳的功效，为平补阴阳之品，用于肺痨咯血、阳痿遗精等症。病后体虚不复，自汗畏寒等，可以用冬虫夏草同鸭、鸡、猪肉等炖服，有补虚扶弱之效。冬虫夏草具有强身延年，耐缺氧，降血脂，抗菌解毒，镇静安神，调节免疫，平喘祛痰，抗癌作用，增强心血管、血液、肝、肾功能。常用于治疗老年虚症、痰饮喘嗽、自汗盗汗、阳痿遗精、腰膝酸痛、病后久虚等症。更为重要的是人们发现冬虫夏草既对疾病性疲劳起到了预防作用，同时也对非疾病性的疲劳起到了防治的作用。这是因为人的身体在经过运动或劳累之后，肌肉组织内就会堆积大量的乳酸和代谢产物。而冬虫夏草能调节人体内分泌、加速血液的流动，进一步促进体内的新陈代谢活动趋于正常，并迅速清除乳酸和新陈代谢的产物，使各项血清酶的指标迅速恢复正常，达到迅速恢复机体功能的效果。因此，冬虫夏草作为养生保健的中药，得到了许多人的欢迎。

香菇蒲黄茶

【配料】香菇15克，蒲黄粉8克，绿茶10克。

【制法】

(1)将香菇洗净后与绿茶同放入砂锅，加适量水浸泡30钟，视浸泡程度或再加清水若干。

(2)大火煮沸，改用小火煨煮15分钟，调入蒲黄粉，拌匀，取出香菇(另用)，用洁净纱布过滤，去渣，取汁即成。

【用法】代茶饮用。

【功效】益气补虚，散瘀消脂。适宜于气滞血瘀型脂肪肝。

【出处】民间验方。

泽泻乌龙茶

【配料】泽泻12克，乌龙茶3克。

【制法】将泽泻加水煮沸15分钟，取药汁冲泡乌龙茶，即成。一般可冲泡3～5次。

【用法】每日1剂，代茶饮用。

【功效】护肝消脂，利湿减肥。适宜于痰湿内阻型脂肪肝，对脂肪肝兼有肥胖症者尤为适宜。

【出处】民间验方。

泽泻虎杖茶

【配料】泽泻10克，虎杖10克，红枣10枚，蜂蜜20克。

【制法】

(1)将红枣用温水浸泡25分钟，去核后连浸泡水同入大碗中，备用。

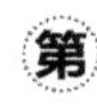

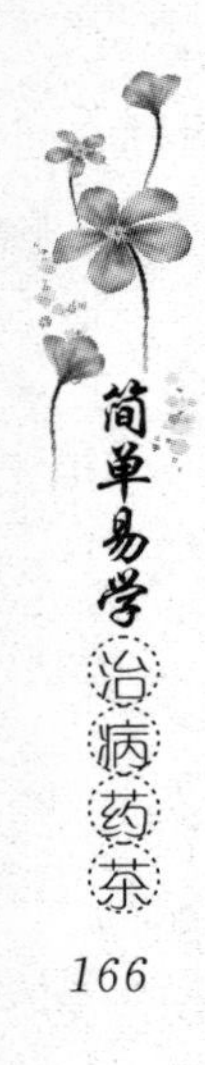

(2)将泽泻、虎杖洗净后入锅，煎煮2次，每次25分钟，合并2次滤汁，回入砂锅，加入红枣及其浸泡液，用小火煨煮15分钟，调节煎液至300毫升，兑入蜂蜜，拌匀即成。

【用法】 每日1剂，代茶饮用。

【功效】 化痰除湿，清热消脂。适宜于痰湿内阻型脂肪肝。

【出处】 民间验方。

参叶消脂茶

【配料】 人参叶5克，绿茶3克。

【制法】

(1)将人参叶、绿茶晒干或烘干，共研成细末，一分为二装入绵纸袋中，封口挂线，备用。

(2)每次取1袋，放入杯中，用沸水冲泡，加盖，闷15分钟即可饮用，一般每袋可连续冲泡3～5次。

【用法】 每日1剂，代茶饮用。

【功效】 益气健脾，化痰消脂。适宜于脾气虚弱型脂肪肝。

【出处】 民间验方。

枸杞女贞茶

【配料】 枸杞子15克，女贞子15克。

【制法】

(1)将枸杞子、女贞子洗净，晒干或烘干，装入纱布袋，扎口后放入大杯中。

(2)用沸水冲泡，加盖，闷15分钟即可饮用，一般可连续冲泡3～5次。

【用法】 每日1剂，代茶饮用。

【功效】 滋补肝肾，散瘀消脂。适宜于肝肾阴虚型脂肪肝。

【出处】 民间验方。

小贴士

枸杞全身是宝，根、叶、花、茎都有保健价值。正如人们所说："根茎与花实，收拾无弃物。"枸杞果实中富含甜素碱、胡萝卜素、核黄素、硫胺素、维生素C、烟酸、抗坏血酸、钙、铁、磷等多种营养成分，长期服用能抗癌保肝、生精益气、治虚安神、补肾养血、明目祛风、益寿延年，既是中药里的珍品，又是益身健体的食品。唐代著名诗人刘禹锡赋诗赞美说："上品功能甘露味，还知一勺可延年。"在枸杞种植园，每当夏季来临，叶腋中生出淡紫色的小花，艳丽多姿。深秋时节，绿枝茂密，蔓条上缀满光闪闪、红彤彤，玲珑剔透，貌若樱桃，状似耳坠的果实，灿烂夺目，令人流连忘返。

女性痛经宜喝的滋补药茶

痛经是指女性在经行前后或正值经期，发生小腹或腰部疼痛，甚至剧痛难忍，随着月经周期持续发作。在中医看来，发生的原因主要是血气运行不畅所致。因为经水为血所化，而血又随气运行，若气充血旺，气顺血和，则经行通畅无阻，自然无疼痛之患。如血气虚少，肝肾亏虚，寒邪凝滞，气滞血瘀，导致经行滞涩不畅，不通则痛也。因此，对痛经在辨证论治的同时，辅以滋补汤调养，可收事半功倍之效。

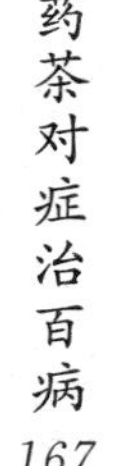

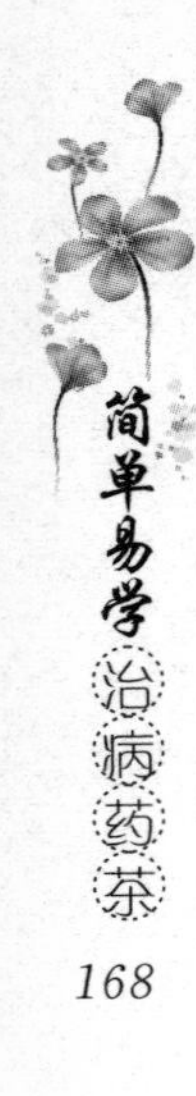

益母草茶

【配料】绿茶 2 克，益母草 20 克。

【制法】二味入大杯，用开水冲泡 5 分钟后(加盖)饮服。

【用法】头次不能饮尽，略留余汁，再泡再饮，直至冲淡为止。每日 1 剂。

【功效】活血调经，散瘀止痛，可用于血瘀性原发性痛经，兼有高血压者尤为相宜。

【出处】民间验方。

小贴士

益母草，别名茺蔚、坤草，是一种草本植物。其性微寒，味苦辛，可祛瘀生新，活血调经，利尿消肿，是历代医家用来治疗妇科疾病之要药。现代医学研究证明，益母草含益母草碱、水苏碱、益母草定、益母草宁等多种生物碱及苯甲酸、氯化钾等。据现代临床及动物实施证明，益母草浸膏及煎剂对子宫有强而持久的兴奋作用，不但能增强其收缩力，同时能提高其紧张度和收缩率。所以临床常用益母草治痛经、闭经、产后腹痛、恶露不绝等妇科疾病。

红糖止痛茶

【配料】茶叶 2 克，红糖 10 克。

【制法】用开水冲泡 5 分钟。

【用法】代茶饮服，每日 3 次。

【功效】和胃暖脾，补中益气。治大便不通、小腹冷痛、痛经等症。

【出处】《中医痛经疗法》。

泽兰叶茶

【配料】绿茶 1 克，泽兰叶 10 克。

【制法】二味入大杯，用刚烧沸的开水冲泡，加盖 5 分钟后饮服。

【用法】头汁饮之快尽量，略留余汁，再泡再饮，直至冲淡为止。每日 1 剂。

【功效】疏肝，活血，散瘀，通经。适用于气滞血瘀性原发性痛经。

【出处】《女性养生茶饮》。

茶树根茴香茶

【配料】茶树根、凌霄花根、小茴香各 15 克，老母鸡 1 只，黄酒、红糖适量。

【制法】月经来潮时，将茶树根（切碎）、小茴香加黄酒隔水炖 3 小时，去渣取汁，加红糖服用；月经干净后的第 2 天，将凌霄花炖老母鸡（去毛及内脏切块），加米酒及盐拌匀炖至烂熟食用。

【用法】每月 1 剂，可连用 3 个月经周期。

【功效】行气散结，温经止痛，补气补血，可用于虚寒性痛经。

【出处】民间验方。

月季花红糖茶

【配料】红茶 2 克，月季花 3 克，红糖 25 克。

【制法】三味加水 300 毫升，煮沸 5 分钟后，分 3 次饭后服用。

【用法】月经前 5 天起，每日 1 剂，至月经来潮时止，可连用3～4 个

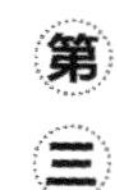

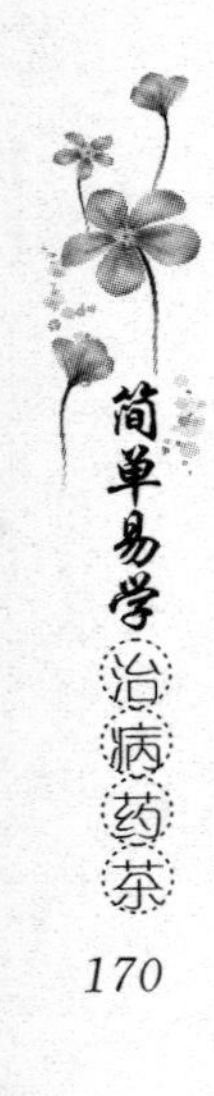

月经周期。

【功效】疏肝解郁，祛瘀止痛，可防治痛经。

【出处】《女性养生茶饮》。

小贴士

月季花又叫月月红、月月花。它不仅是花期绵长、芬芳色艳的观赏花卉，而且是一味妇科良药。中医认为，月季味甘、性温，入肝经，有活血调经、消肿解毒之功效。由于月季花的祛瘀、行气、止痛作用明显，故常被用于治疗月经不调、痛经等病症。临床报道，妇女出现闭经或月经稀薄、色淡而量少、小腹痛，兼有精神不畅和大便燥结等，或在月经期出现上述症状，可用下列方药治疗：月季花10克、当归10克、丹参10克、白芍10克，加红糖适量，清水煎服。其汤味香甜，无难咽之苦，每次月经前3～5天服3剂，每次加鸡蛋一个同煮，其效可靠。

玫瑰花茶

【配料】玫瑰花15克。

【制法】沸水冲泡代茶。

【用法】每日1剂，连服3～5天。

【功效】理气解郁，活血散瘀。适用于经期腹痛，以胀痛为主者。

【出处】《医药养生保健报》(2001.2.12)。

香附乌药茶

【配料】香附10克,乌药10克,延胡10克,肉桂3克。

【制法】研成末,以沸水冲泡代茶。

【用法】每日1剂,连服3～5天。

【功效】用于治疗外受寒湿、气血不足引起的痛经。

【出处】《医药养生保健报》(2001.2.12)。

川芎益母草茶

【配料】川芎6克,益母草15克,当归15克。

【制法】将药研碎后,沸水冲泡。

【用法】代茶频饮,每日1剂,连服5天。

【功效】本方补血、调经、止痛作用较强。

【出处】《医药养生保健报》(2001.2.12)。

生姜大枣茶

【配料】生姜3片,大枣5枚(打碎)。

【制法】以沸水冲泡。

【用法】代茶饮用。

【功效】散寒止痛。适用于痛经下腹冷痛者。

【出处】《女性养生茶饮》。

红花檀香茶

【配料】红花5克,檀香5克,绿茶1克,赤砂糖5克。

【制法】先将红花、檀香研碎后与绿茶稍加煎煮,加入赤砂糖后饮服。

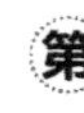

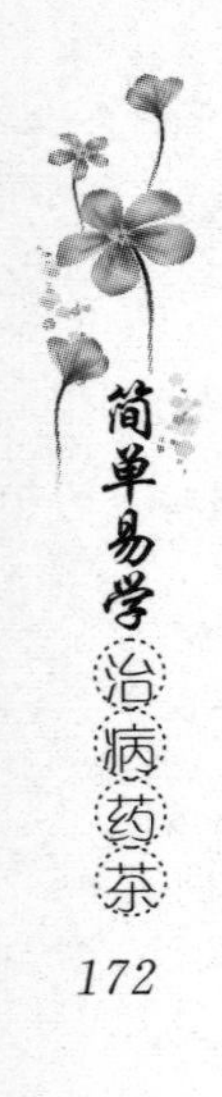

【用法】每日 1～2 剂,连服 3～5 天。

【功效】活血化瘀,行气止痛。

【出处】《医药养生保健报》(2001.2.12)。

小贴士

红花出自西域,味甘、无毒,能行男子血脉,通女子经水,多则行血,少则养血。现代医学发现红花和红花籽富含维生素族和生物活性成分,能养血、活血、降压、降脂、抑制血栓形成、保护心脏、美容美发。红花和红花籽均可配茶饮用,健康味美,老少皆宜。但需注意,红花檀香茶睡前少饮,以免兴奋,影响睡眠。

当归川芎茶

【配料】当归 6 克,川芎 2 克。

【制法】沸水冲泡。

【用法】代茶饮用。

【功效】补血活血。适用于经期腹痛、疼痛绵绵、体质虚弱者。

【出处】民间验方。

当归益母茶

【配料】当归 8 克,益母草 10 克。

【制法】沸水冲泡或以水煎取淡药液。

【用法】代茶饮用。每日 2 剂以上。

【功效】补血化瘀，通经调冲。适用于虚性闭经、痛经等症。

【出处】民间验方。

小贴士

相传有个新婚青年要上山采药，对妻子说三年回来，谁知一去，一年无信，二年无音，三年仍不见回来。媳妇因思念丈夫而忧郁悲伤，得了气血亏损的女性病，后来只好改嫁。谁知后来她的丈夫又回来了。她对丈夫哭诉道："三年当归你不归，片纸只字也不回，如今我已错嫁人，心如刀割真悔恨。"丈夫也懊悔自己没有按时回来，遂把采集的草药根拿去给媳妇治病，竟然治好了她的女性病。从此，人们才知道这种草药根，具有补血、活血、调经、止痛的功效，是一种妇科良药。为汲取"当归不归，娇妻改嫁"的悲剧教训，便把它叫"当归"。

大黄山楂茶

【配料】大黄 10 克，山楂肉 15 克。

【制法】沸水冲泡或以水煎取淡药液。

【用法】代茶饮用。

【功效】活血化瘀。适用于血瘀型闭经、痛经、下腹刺痛者。

【出处】民间验方。

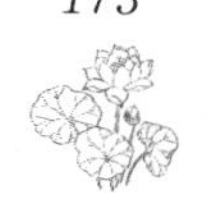

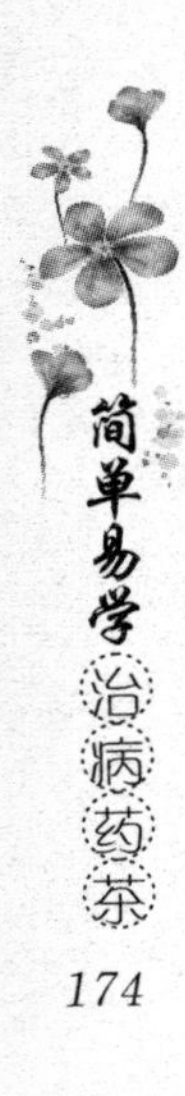

益母延胡茶

【配料】益母草 5 克，延胡索 5 克，红茶 3 克。

【制法】用 500 毫升水煎煮益母草、延胡索，至水开后 10 分钟冲泡。

【用法】代茶饮服。

【功效】活血，调经，止痛。

【出处】《女性养生茶饮》。

当归白芍茶

【配料】当归 3 克，白芍 3 克，蜂蜜 10 毫升。

【制法】用 400 毫升水煎煮当归、白芍。

【用法】代茶饮服。

【功效】养肝调经。

【出处】《传统药茶方》。

除白带异常的滋补茶

白带是女性阴道的分泌物。在正常情况下，白带量不多，颜色透明如鸡蛋清，略有臭味。如果白带量明显增多，颜色、性状、气味发生变化便属于病态，称为白带异常或带下病。本病多因阴道炎症、子宫颈或子宫体病变、盆腔炎等引起，是多种疾病中的一种异常表现。饮食疗法对白带异常有较好的辅助治疗效果，有此症的患者不妨一试。

白果车前草茶

【配料】白果 5 个，车前草 5 克。

【制法】共煎汤。

【用法】 代茶饮用。

【功效】 清热利湿,化浊止带。适用于女性白带过多之症。

【出处】 民间验方。

白果薏苡仁茶

【配料】 白果5个,生薏苡仁30克,猪小肚子3个。

【制法】 将白果去壳洗净,生薏苡仁洗净用铁锅炒至微黄,猪小肚剪开用清水反复冲洗至无尿味为止。全部用料一齐放入砂锅内,加清水适量,武火煮沸后,文火煮3小时,调味即可。

【用法】 代茶饮用。

【功效】 清热利湿,化浊止带。适用于女性白带过多之症。

【出处】 民间验方。

小贴士

薏苡仁,又名薏米。其具有利水、健脾、除痹、清热排脓的功效。在中医治疗中,薏苡仁的适用范围非常广泛,既可治疗小便不利、水肿、脾虚泄泻,也可用于肺痈、肠痈、白带过多等症的治疗。由于薏苡仁比大米、小麦热量高,且富含脂肪、多种氨基酸、大量的维生素B_1、维生素B_2以及钙、磷、镁、钾等,因此,对于久病体虚及病后恢复期的患者来说,是一味价廉物美的营养品。此外,临床实验证实,薏苡仁具有一定的抑菌、抗病毒功效。近年来,生物实验还证明:薏苡仁对癌症也有比较显著的疗效。

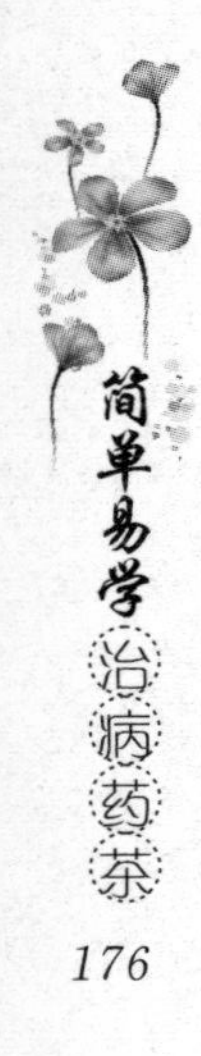

金樱子牡蛎茶

【配料】金樱子 15 克，煅牡蛎 15 克。

【制法】共煎汤。

【用法】代茶饮。

【功效】利湿止带。适用于女性白带过多之症。

【出处】民间验方。

扁豆山药茶

【配料】白扁豆、山药各 20 克。

【制法】先将白扁豆炒香捣碎，山药切片，煎水加白糖调味。

【用法】代茶饮用。

【功效】健脾止带。适用于女性白带过多之症。

【出处】民间验方。

颈椎病、腰突症患者宜喝的药茶

颈椎病是指颈椎段脊柱的临床疾患，它包括的范围很广。确切地说，颈椎病是指颈椎椎间盘、颈椎骨关节、软骨、韧带、肌肉、筋膜等所发生的退行性改变及其继发改变，致使脊髓、神经、血管等组织受损害（如压迫、刺激、失稳等）所产生的一系列临床症状，因而又称为颈椎综合征。中医学将颈椎病划入“痹证”范畴。颈椎病虽然指颈部的疾患，但不能简单认为颈椎病是一种单一的疾病，颈椎病是一个受多种因素影响的综合的症候群。因为颈椎位于人体脊柱的上端，而脊柱是体内最重要的健康中枢，整个脊柱中所含的脊髓是人体二级生命中枢，仅次于人体一级生命中枢——大脑。另外，颈椎的位置还靠近人体的咽喉“要塞”，不仅要上承头颅的重量，还下接活动性较小的胸椎和颈椎，既要负重，又要灵活活动。由于颈椎所处的位置特殊，由颈椎退变而导致的颈椎疾患，会对人体整体健康产生一系列影响。

腰椎间盘突出症实则包含了腰椎间盘脱出、突出与膨出三种分别不同的腰椎间盘损伤。腰椎间盘突出症是椎间盘损伤中最为常见的一种，属于中医“骨痹”范畴，它是椎间盘退行性病变一般为外伤所致的纤维环破裂，髓核从破裂处突出，压迫腰神经根或马尾神经导致腰腿痛的一种骨科常见病。腰椎间盘突出症可称得上是真正的“大众病”。据资料显示，有 70％～80％的腰腿痛患者深受腰椎间盘突出症之害。在医院的疼痛门诊中腰椎间盘突出症患者是骨伤疼痛科的主要人群。腰椎间盘突出症的原因复杂，病程少则几天，多则几十年，严重危害着人体的健康和生活质量。但现实中对此病症的预防还未得到大多数人的重视，待腰椎间盘突出症发生或病情发展到严重程度时，才后悔莫及。

枸骨苦丁茶

【配料】枸骨叶 500 克，苦丁茶叶 500 克。

【制法】将枸骨叶与茶叶各等分，共研粗末，用滤泡袋分装，每袋 4 克。每日 2 次，每次 1 袋，以沸水冲泡 10 分钟。

【用法】代茶饮用。

【功效】祛风活血，舒筋止痛，养阴清热，生津止渴。适用于风湿痹痛，跌打损伤，腰部不适等。

【出处】《传统药茶方》。

独活祛痛茶

【配料】独活 20 克。

【制法】将上药以水煎煮。

【用法】代茶饮用。

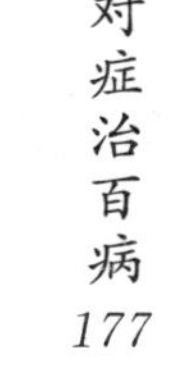

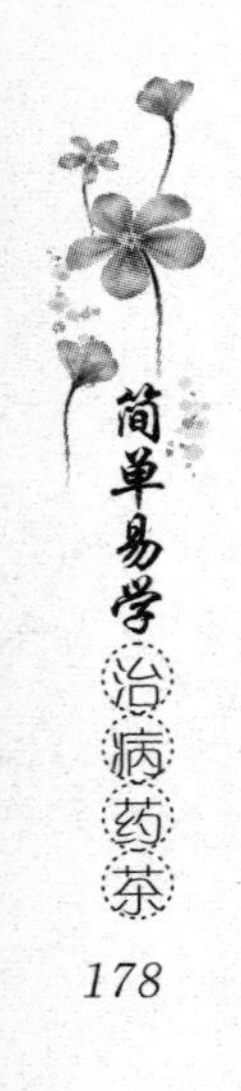

【功效】祛风散寒利湿。适用于腰椎间盘突出症。

【出处】《传统药茶方》。

小贴士

据药理研究，独活具有明显的镇痛、镇静和消炎作用，能使炎症减轻，迅速消退肿胀，还有明显的降压作用以及解痉挛、抗菌等作用。本茶主要用于祛风湿，治腰膝痹痛，以风湿性关节炎偏于风寒型效果较好，尤其是对下半身疼痛如腰椎间盘突出症、腿痛效果更为明显。

虎杖独艽茶

【配料】虎杖20克，独活10克，秦艽9克。

【制法】上述药物研为粗末，置保温瓶中，用沸水适量冲泡，盖闷20分钟。

【用法】代茶饮用。每日1剂。

【功效】清热利湿，活血通经。此方对有湿热之象的腰腿痛，可收捷效。

【禁忌】孕妇不宜服。

【出处】民间验方。

木瓜五加茶

【配料】木瓜15～20克，南五加12克，炙甘草6克。

【制法】上药加水500毫升，煎煮15分钟后便可饮服，药汁饮尽后，再以沸水冲泡。

【用法】代茶饮用，每日 1 剂。

【功效】舒筋活络，和胃化湿。适用于因湿邪引起的骨节疼痛、四肢拘挛、腰部不适等。

【出处】《传统药茶方》。

小贴士

木瓜又称“铁脚梨”，富含各种维生素、矿物质、纤维素及果糖，果肉丰满香甜，气味独特，为炎夏中引人入胜的水果。木瓜味道清甜、软滑多汁，不但营养丰富还有药用价值，既可鲜吃又可做佳肴。木瓜果肉中含有的番木瓜碱具有缓解痉挛疼痛的作用。利用木瓜，中国的食谱上多出了不少防病治病的美食。治风湿痹痛时一般用于腰膝酸痛者居多，常与虎骨等配用。木瓜为治吐泻转筋之要药。用于暑湿霍乱，吐泻转筋之症，可配伍薏苡仁、蚕砂、黄连、吴茱萸等药同用。此外，本品又为治脚气肿痛要药，可配伍吴茱萸、紫苏、槟榔同用。尚有消食作用，可用于消化不良症。

海米绿茶

【配料】海米 10 克，绿茶 3 克。

【制法】将二味放入杯中，沸水冲泡 15 分钟即可。

【用法】代茶饮用。海米茶经反复饮用，淡而无味后，可连海米、茶叶吃掉。

【功效】温肾壮阳。可治疗肾阳虚型腰椎间盘突出症等。

【出处】民间验方。

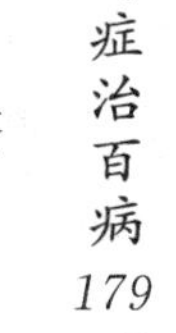

小贴士

海米也称虾米或虾仁，为海产白虾、红虾、青虾加盐水焯后晒干，纳入袋中，扑打揉搓，风扬筛簸，去皮去杂而成，即经加盐蒸煮、干燥、晾晒、脱壳等工序制成的产品。因如春谷成米，故称海米。以白虾米为上品，色味俱佳，鲜食成美。白虾须长，身、肉皆为白色，故前人有“曲身小子玉腰肢，二寸银须一寸肌”之咏。海米食用前加水浸透，肉质软嫩、味道鲜醇，煎、炒、蒸、煮均宜，味道鲜美，为“三鲜”之一。海米营养丰富，富含钙、磷等多种对人体有益的微量元素，是人体获得钙的较好来源，海米的含钙量比含钙较多的奶制品和鸡蛋的含量还要高。所以海米最宜于补钙的人食用。中医认为海米性温味甘，具有健胃化痰、壮阳补肾等作用，对肾虚脾弱、筋骨疼痛患者有食疗作用。

苦丁枸杞茶

【配料】枸杞叶 500 克，苦丁茶叶 500 克。

【制法】将枸杞叶与茶叶各等分，共研粗末，用滤泡袋分装，每袋 4 克。

【用法】每日 2 次，每次 1 袋，以沸水冲泡 10 分钟，温服。

【功效】祛风活血，舒筋止痛，养阴清热，生津止渴。适用于风湿痹痛，跌打损伤，颈部不适等。

【出处】《药茶疗法》。

小贴士

杜仲性味甘、微辛、性温，补肝肾，强筋骨。现代中医药学的研究，也证明了杜仲有强身壮骨的作用。杜仲还具有降压、安胎、利尿、抗菌作用。因此可制成多种中成药、汤剂、膏剂治疗疾病。近年来，通过对杜仲化学成分的分析，发现杜仲树皮和叶子中，含有丰富的维生素E和胡萝卜素。尚有维生素B_2和微量的维生素B_1，以及铜、铁、钙、磷、硼、锌等13种元素，这些都是人体需要的。说明杜仲的营养丰富，可以制成保健饮品（口服液、药茶、药酒、可乐等）。适当服用能够预防疾病，具有良好的保健作用，同时对改善颈椎病的临床症状有一定的作用。

杜仲叶绿茶

【配料】杜仲叶15克，绿茶3克。

【制法】将杜仲叶切细，与茶叶一同入茶杯内用沸水冲泡10分钟，即可。

【功效】此方具有补肝肾、强筋骨、兴阳事之功效。适用于治疗脾肾阳虚引起的腰膝酸痛，阳痿早泄，尿频尿急等症。长期饮用具有抗衰防老，延年益寿之功效。

【用法】代茶饮用。

【出处】《药茶疗法》。

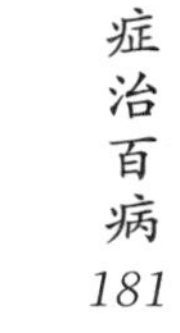

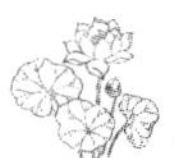

桑枝蚕砂茶

【配料】嫩桑枝30克,蚕砂15克。

【制法】嫩桑枝切碎30克,晚蚕砂(纱布袋包)15克。加水500毫升,煎沸闷30分钟后,取出药液置保温瓶中。

【用法】代茶饮用,每日1剂。

【功效】祛风除湿,活血定痛。适用于:

(1)风湿侵犯,气血受阻所致的肢体关节或肩臂疼痛,屈伸不利。

(2)高血压患者出现的手足麻木。

【禁忌】严重贫血者不宜服。

【出处】《食物中药与便方》。

小贴士

方中桑枝为桑科桑属植物桑的嫩枝,性味苦、平,功能祛风湿、利关节、行水气,是治疗风热臂痛要药。许叔微说:“尝病臂痛,诸药不效,服此数剂寻愈。”《现代实用中药》说它能“治高血压,手足麻木”。据药理研究,桑枝能提高淋巴细胞转化率,治疗慢性布氏杆菌病有效,并有显著的降血压作用。晚蚕砂功能祛风除湿、活血定痛,《本草纲目拾遗》称它能“去风缓诸节不随、皮肤顽痹”和“腰脚疼冷”。

侧柏木通茶

【配料】侧柏叶30克,木通、当归、红花、羌活、防风各12克。

【制法】将上药共研粗末，混匀。每取18～30克，置保温瓶中，用沸水适量冲泡，盖闷30分钟。

【用法】代茶饮用。每日1剂。

【功效】扶风燥湿，活血镇痛。适用于风寒湿痹者，气血运行受阻，全身关节走窜疼痛，不分日夜，疼痛剧烈，难以忍受，关节屈伸不利，局部可有轻度肿胀，活动后疼痛常加重，如风湿性关节炎和类风湿关节炎的早期、外伤性关节炎等。

【禁忌】阴亏、气弱、滑精、尿频、便溏者及孕妇均忌服。

【出处】《本草切要》。

小贴士

方中侧枯叶性味苦涩、寒，功能凉血、止血、祛风湿、散肿毒。《本草正》说它："善清血凉血，去湿热湿痹，骨节疼痛。"《本草汇言》称它："凡历节风痱周身走注，痛极不能转动者，煮汁饮之即定。"木通功能"通利九窍血脉关节"，《本草纲目》谓其"上能通心清肺，治头痛，利九窍，下能泄湿热，利小便，通大肠，治遍身拘痛。"红花功能活血通经，祛瘀止痛。据药理研究：红花具有镇痛、抗炎等多种作用，所含红花黄色素对大鼠甲醛性足肿胀及棉球肉芽肿均有抑制作用，并抑制组织胺性毛细血管通透性增加等。配伍"功能条达肢体，通畅血脉"，"主遍身百节疼痛"的羌活，能"利筋骨，治拘挛、瘫痪"的当归，能"散风邪治一身之痛"的防风，确能使风湿去、气血行、痹痛除。

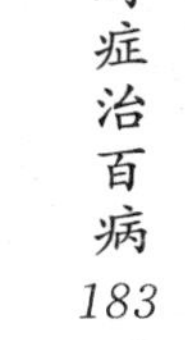

伸筋草鸡血藤茶

【配料】伸筋草 20 克，鸡血藤 15 克。

【制法】上二药加水 500 毫升，煎沸闷 30 分钟后取出药液，置保温瓶中。

【用法】代茶 1 日数次饮完。每日 1 剂。

【功效】除湿散寒，活血舒筋。适用于：

(1)风湿腰痛。因久卧湿气或热盛时冷水相激，每逢雨天则腰疼酸胀，麻木无力。

(2)风湿痹痛而出现关节屈伸不利，筋脉拘急不易伸开。

【禁忌】孕妇及出血过多者忌服。

【出处】《药茶治百病》。

小贴士

本方用于治疗寒湿之邪着于足太阳之俞，或在督、带二脉，气血运行不畅所致寒湿腰痛。方中伸筋草，又名石松，为石松科植物石松的带根全草。其性味苦、辛、温，功能祛风散寒，除湿消肿，舒筋活血。《本草拾遗》说它“主久患风痹，腰膝疼冷，皮肤不仁，气力衰弱。”《东北常用中草药手册》也说它能“舒筋活血，祛风散寒，止痛。治腰腿酸痛。”据动物实验报告，其所含有效成分为石松碱及棒石松碱、棒石松毒，具有降温、兴奋子宫、小肠等作用，对心收缩力有增强作用。鸡血藤性味苦甘、温，功能活血舒筋，主治腰膝酸痛，麻木瘫痪等症。二药合用，共奏散寒除湿、通络止痛之效。

土牛膝鸡血藤茶

【配料】土牛膝30克，鸡血藤30克。

【制法】上药研粗末，置保温瓶中，用沸水适量冲泡，盖闷30分钟。

【用法】代茶饮用。每日1剂。

【功效】清热祛湿，活血舒筋。适用于：

(1)风寒湿痹，肢体关节疼痛，痛处或固定不移，或游走不定。

(2)跌仆损伤后遗症引起的肢体关节疼痛。

【禁忌】孕妇忌服。

【出处】《中医良药良方》。

小贴士

此方用以治“风湿性关节痛”。方中土牛膝性味苦酸、平，功能活血散瘀、祛湿利尿、清热解毒。《本草纲目拾遗》说它能“治血化瘀宽筋，理跌打损伤”。《上海常用中草药手册》说它能“通经利尿，清热解毒，活血止痛。治脚气肿胀，关节炎，风湿痛。”鸡血藤功能活血、舒筋，《现代实用中药》谓其“为强壮性之补血药，适用于贫血性之神经麻痹症，如肢体及腰膝酸痛，麻木不仁等”。据药理研究：鸡血藤酊剂对大鼠甲醛性关节炎有显著疗效。二药合用，祛风湿，舒经络而除痹痛。方中土牛膝性善下行能滑窍，故患有梦遗滑精及脾虚泄泻者应慎服。

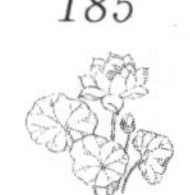

苡米防风茶

【配料】 生苡米 30 克，防风 10 克。

【制法】 上药加水 500 毫升，煎煮 30 分钟后取药汁置保温瓶中。再加水 500 毫升，煎煮 30 分钟，取药汁与第 1 煎药汁混匀。

【用法】 代茶饮，每日内分数次饮完，每日 1 剂。

【功效】 清热利湿，祛风止痛。适用于风热湿邪侵犯肢体经络，导致关节疼痛，伴有轻度发热，疼痛部位轻度肿胀。

【禁忌】 孕妇慎服。

【出处】 民间验方。

小贴士

此茶专为风热湿邪浸淫所致痹痛而设。方中苡米为禾本科植物薏苡的干燥成熟种仁。性味甘、淡、凉，功能健脾、补肺、清热、利湿。《本草经疏》说它“能除湿”，“主筋急拘挛不可屈伸及风湿痹，除筋骨邪气不仁”；《本草正义》也说它“能利关节，除脚气，治瘦弱拘挛湿痹”。据药理研究，苡米具有抗癌、抑制肌肉收缩、解热和明显的镇痛作用等。防风功能发表、祛风、除湿、止痛。《本草汇言》谓其为“散风寒湿痹之药也。故主诸风周身不遂，骨节酸痛，四肢挛急”，能“散风邪治一身之痛”。药理研究证实，防风具有解热、抗炎、镇痛等作用。二药之中，苡米擅能清热利湿，防风以散风止痛见长，合之乃治疗湿热痹痛的有效方剂。

枸骨叶茶

【配料】枸骨嫩叶 15～30 克。

【制法】枸骨嫩叶洗净后切碎，置保温杯中，以沸水适量冲泡，闷置 15 分钟。

【用法】代茶饮用。

【功效】补肝肾，养气血，祛风湿。适用于肺痨久咳或痨伤失血后，腰膝痿弱，或痹痛，亦可用于风湿性关节炎和跌打损伤后的肢体无力，以及腰椎间盘突出症等。

【禁忌】本品有避孕作用，未育女性忌服。

【出处】《本草从新》。

生地羌独茶

【配料】生地 50 克，羌活、独活各 30 克，鸡血藤 40 克，当归 30 克，天麻、怀牛膝、萆薢各 20 克。

【制法】上八味药晒干，共研细末。每服取 18～30 克，置保温瓶中，冲入沸水适量，盖闷 30 分钟。

【用法】代茶饮用。每次饮用时兑入适量黄酒，每日 1 剂。

【功效】祛风胜湿，活血镇痛。适用于气血虚弱，风寒湿邪侵袭所致的四肢关节疼痛，如风湿性、类风湿关节炎。中风后遗症出现的四肢拘挛、麻木。老年人慢性关节痛。

【禁忌】胃下垂、月经过多者及孕妇均忌服。

【出处】《中医良药良方》。

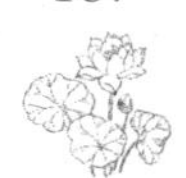

小贴士

生地功能滋阴、养血。据药理研究，生地具有降压和抗炎等多种作用，其水煎剂和醇浸剂对大鼠实验性甲醛性关节炎有显著的抑制作用。羌活偏于祛上半身风湿，善治脊、项、头背的疼痛；独活偏于祛下半身风湿，善治腰、腿、足、胫的疼痛，同用治疗全身疼痛。天麻能“疗风去湿，治筋骨拘挛瘫痪，通血脉”。配伍能补肾、壮筋骨的牛膝；长于渗湿的萆薢；专能补血、又能行血的当归；能“活血，暖腰膝，已风瘫”的鸡血藤和行药势的黄酒，集养血活血、祛风除湿和补肝肾、强筋骨等功用于一体。药理研究证实，方内天麻、独活、牛膝均有明显的镇痛和抗炎、降压等作用，故本方治疗风湿关节痛和中风后四肢拘挛、麻木有较好疗效。

防治便秘的药茶

便秘虽说是一种症状，但对中老年人的健康危害极大。长期的便秘可引起食欲不振、头晕、头痛、乏力、失眠、脾气焦躁、左下腹压胀感，甚至出现对排便的恐惧心理、精神异常。临床资料表明，慢性便秘者，结、直肠肿瘤的发生率明显增高，这是肠腔中的残渣、废物中的有毒物质，使肠腔超常吸收和对肠黏膜和肌层的超常刺激所致。由于便秘，还会导致肠腔内压力增高，引起巨结肠症和巨直肠症。中老年人长期慢性便秘还会引起乙状结肠扭转、结肠憩室，直肠、肛门粪性溃疡、直肠炎、直肠脱垂、缺血性肠炎、痔核增大与出血、肛裂、尿道梗阻等疾患。便秘还有可能会引起肠梗阻和肠穿孔。值得警惕与重视的是，老年人在用力排便时，可导致脑血流和冠状动脉血流发生突然改变，易造成晕厥、脑卒中、心绞痛、心律失常、心肌梗死、动脉瘤或室壁瘤的破裂，甚至猝死。这些在临床上皆屡见不鲜。

红糖通便茶

【配料】红糖 5 克，茶叶 3 克。

【制法】将上二味用沸水冲泡。

【用法】代茶饮，每餐后服 1 剂。

【功效】润肠通便。适合于中老年人便秘。

【出处】《药茶疗法》。

玄参麦地茶

【配料】玄参 15 克，麦冬、生地黄各 12 克。

【制法】取上药捣碎，置保温杯中，以沸水适量冲泡，盖闷 15 分钟。

【用法】代茶频饮，每日 1 剂。

【功效】滋阴生津，润燥通便。适用于温热病后，津液耗损，口渴喜饮，大便干结，口干舌红，脉细稍数。亦可用于虚人、老年之津枯便秘证。

【禁忌】脾胃湿阻及脾虚便溏者均忌用。

【出处】《温病条辨》。

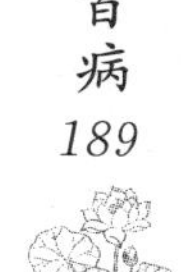

小贴士

本方原名增液汤。原书指证,用于“阳明温病,津液不足,大便干结,口渴,舌干红,脉细稍数或沉而无力”。方中玄参养阴生津,清热润燥;麦冬滋液润燥;生地养阴清热。三药合用具有增液润燥通便之功,有人称之为“增水行舟”法。因本方三药性味均为甘寒滋养之品,故于体虚者、老年及产妇便秘,皆可用之。但必须注意,如患者素有脾肾阳虚,因下元虚冷而致便秘者,则不宜使用。

玄参地黄茶

【配料】 玄参、生地各 15 克,生大黄、番泻叶各 5 克。

【制法】 将这些药用沸水冲泡。

【用法】 代茶频饮,每日 1 剂。

【功效】 清热通便。治疗燥热内结型便秘。此种类型的便秘多表现为大便干结、小便短赤、腹部胀痛、口臭、口渴、面赤身热。生地、玄参可以滋阴润燥;生大黄和番泻叶有泻积热、润肠燥的功效,所以饮用玄参地黄茶可以治疗热盛内伤、津枯便秘。

【出处】 民间验方。

三子导滞茶

【配料】 莱菔子 15 克,苏子 10 克,牵牛子 5 克。

【制法】 将此三味药分别炒焦、捣碎后,用沸水冲泡。

【用法】代茶频饮，每日 1 剂。

【功效】顺气行滞。此种类型的便秘多表现为大便滞涩不畅或大便干结、胸膈满闷、嗳气、食欲不振、腹部胀痛。本方中的莱菔子可以导滞降气，适用于气滞性脘腹胀满、有嗳气的便秘症；苏子性润，善于滑肠利膈，也适用于治疗气滞性便秘；牵牛子对三焦气滞、湿热壅滞所致的便秘疗效颇佳。

【出处】民间验方。

归乌二仁茶

【配料】当归、何首乌各 20 克，柏子仁（捣碎）、火麻仁（捣碎）各 10 克，蜂蜜适量。

【制法】将上述药物用沸水冲泡。

【用法】代茶频饮，每日 1 剂。

【功效】养血润燥。此种类型的便秘多表现为：大便燥结难下、时觉头晕、心悸、面唇色淡。当归、何首乌可补血、润燥、通便；柏子仁能养心补心、益脾润肠；大麻仁富含油脂，最宜用于血虚、津枯、肠燥型便秘；蜂蜜则可滋润肠道，有补养矫味的作用。

【出处】民间验方。

参芪苁蓉茶

【配料】党参、黄芪、肉苁蓉各 15 克，杏仁（捣碎）、桃仁（捣碎）各 10 克，蜂蜜适量。

【制法】取将上述药物用沸水冲泡。

【用法】代茶频饮，每日 1 剂。

【功效】益气，补虚，通便。此种类型的便秘患者多表现为：面色苍白、疲乏无力、用力排便时会出现出汗、气短、头晕目眩等症状。党参、

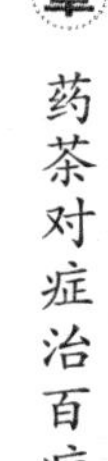

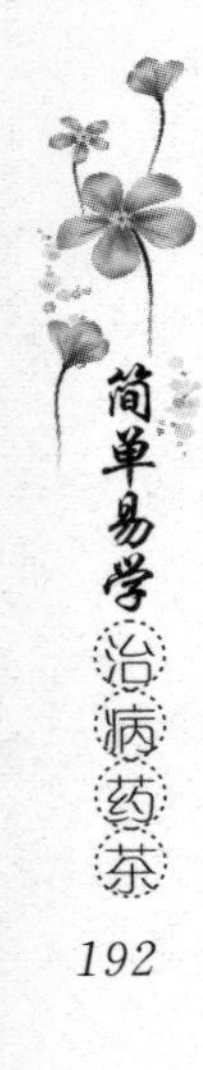

黄芪能够生津、补中益气；肉苁蓉可以补虚、润肠、通腑治便秘；桃仁、杏仁、蜂蜜可润滑肠道。此茶适用于老年人气虚不运及病后、产后体弱导致的便秘。

【出处】《民间疗法》。

中老年人防治尿频的药茶方

老年人由于膀胱弹性降低，使得膀胱的尿液贮留量减少，容易出现尿频。冬季气候寒冷，人体软组织（皮肤与血管）为了御寒，呈收缩状态，此时更容易出现夜尿过频现象，不仅影响夜间睡眠，而且容易受凉。

红枣姜糖茶

【配料】红枣 30 个，干姜 3 片，红糖适量。

【制法】加适量水放入红枣、干姜，用文火熬汤，再加入红糖。

【用法】代茶饮用，每日 1 剂。

【功效】尿频、尿急等。

【出处】《中医药膳》。

香菇红枣茶

【配料】香菇、红枣、冰糖各 40 克。

【制法】香菇、红枣同煮熬汤，汤好后加冰糖。

【用法】代茶饮用，每日 1 剂。

【功效】缩尿固精。

【出处】民间验方。

小贴士

香菇又称冬菇。由于它味道鲜美，香气沁人，营养丰富，不但位列草菇、平菇之上，而且素有“植物皇后”之誉，为“山珍”之一。香菇具有高蛋白、低脂肪、多糖、多种氨基酸和多种维生素的营养特点。由于香菇中富含谷氨酸及一般食品中罕见的伞菌氨酸、口蘑酸及鹅氨酸等，故味道特别鲜美。香菇含有一种一般蔬菜缺乏的麦淄醇，它可转化为维生素D，促进体内钙的吸收，并可增强人体抵抗疾病的能力，香菇还能起到降低胆固醇、降血压的作用。多吃香菇对于预防感冒等疾病有一定帮助。正常人多吃香菇能起到防癌作用，癌症患者多吃香菇能抑制肿瘤细胞的生长。腹壁脂肪较厚的患者多吃香菇，有一定的减肥效果。

缓解慢性疲劳的药茶

慢性疲劳综合征，是指疲劳引起的一种长期疲乏无力状态，不能通过卧床休息而缓解的全身不适、精神萎靡、手足酸软、记忆力不集中、工作效率低等一系列症候群而言。在我国的发病率为10%～20%，在科技、新闻、广告、公务员、演艺、出租汽车司机等行业中高达50%。美国国家疾病控制和预防中心把此病作为感染疾病类中的第一类，并将该病与艾滋病等同齐观，视它为“21世纪人类的最大敌人”。在中医看来，慢性疲劳综合征的发生主要是肝脾肾的功能失调，加之长时间的精

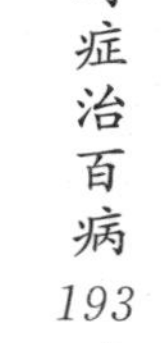
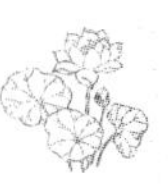

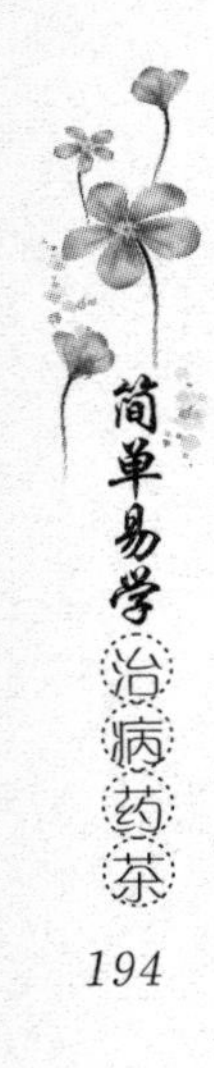

神紧张，身心劳累，内外相因，导致人体气血阴阳失衡所致。用药茶来调治能获得满意疗效。

独参茶

【配料】 人参。

【制法】 人参切片或研粗末，每用3～9克，置盖杯中，以沸水冲泡，闷置10分钟。

【用法】 代茶饮用。

【功效】 适用于精神不振，疲乏无力，肢冷多汗，老年体衰，病后或大手术后，气虚体弱而康复迟缓者。急性感染性疾患或大失血所引起的休克，或急性心力衰竭，症见面色苍白，肢冷多汗，呼吸微弱，脉细如丝以及诸虚头晕者。

【禁忌】 体实有火者忌用。

【出处】《景岳全书》。

西洋参茶

【配料】 西洋参。

【制法】 取西洋参切片，每用3～6克，置保温杯中，以沸水冲泡，闷置15分钟。

【用法】 代茶频饮。

【功效】 益气滋阴，生津止渴。适用于肺虚久咳，或见咯血，咽干口渴，虚热烦倦。癌症术后或放疗、化疗后，体倦燥热，口干唇燥。老年体虚，精力不济，或夜间口干舌燥等。

【禁忌】 脾胃有寒湿阻滞者忌用。

【出处】《中医良药良方》。

小贴士

西洋参也叫西参，由于本药主要产于美洲的一些国家，因此又叫西洋参。西洋参是一种补气、养阴的中药，它和人参的作用是不一样的。西洋参虽能补气助阳，但其作用远不如人参，但西洋参在补气的同时能滋阴、生津，适用于久病阴阳两虚的患者，常用于治疗肺阴不足而引起的咳嗽、咯血、盗汗、烦渴、气少、津液不足、骨蒸劳热或久病体内生虚热、津液耗损过多等病症。在临床上常用于治疗肺结核、肠结核、伤寒以及慢性消耗性疾病，如慢性肝炎、慢性肾炎、阿狄森氏病、红斑性狼疮、再生障碍性贫血、白血病以及其他恶性肿瘤所致的过度虚弱及津液耗损等症。西洋参可单独应用，也可与其他补益药配伍应用，均能收到良好的治疗效果，也可将西洋参与食品配伍，制成保健食品起到一定的食疗的作用。

人参大枣茶

【配料】人参 3～5 克，大枣 10 枚。

【制法】将人参切成薄片，大枣去核。共置保温杯中，以沸水冲泡，盖闷 15 分钟。

【用法】代茶频饮。每日 1 剂。

【功效】补虚生血。适用于大失血后，体质虚弱。

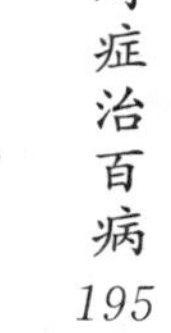

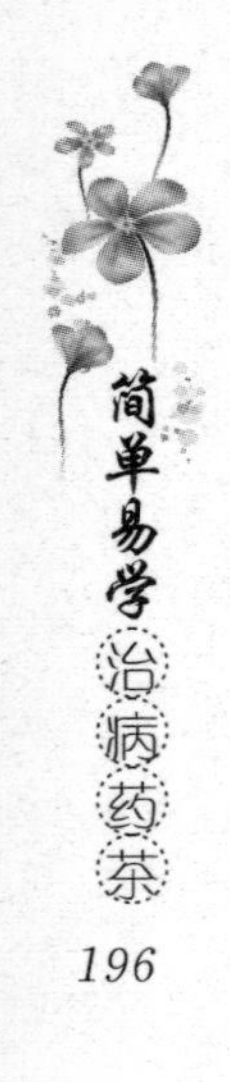

【禁忌】脾胃湿热，舌苔黄腻者忌用。

【出处】民间验方。

小贴士

本方为独参汤加大枣，原方用于“止血后此药补之……诸病除根”。方中人参的品种选择，如脾虚火旺者宜用白参，因“生用气凉，微苦补阴”；脾虚肺怯者宜用红参，“熟用气温，味甘补阳”。大枣能补脾和胃，益气生津，调营养血。药理试验表明，本品有保护肝脏、增强肌力和增加体重的功效。本茶方用于失血后体质虚弱，神疲乏力，能帮助早日康复。

人参莲子茶

【配料】白人参 6 克，莲肉 10 克，冰糖适量。

【制法】先将人参、莲肉用清水适量浸泡，加入冰糖，煮沸后文火煮 20 分钟取汁。

【用法】代茶频饮。每日 1 剂。

【功效】补益脾肺，强壮体质。适用于病后体弱，倦怠乏力，自汗，大便溏泄，不思饮食，频频干呕。

【禁忌】胃有湿热、痰浊、舌苔厚腻者忌用。

【出处】《经验良方》。

石斛冰糖茶

【配料】石斛 15 克，冰糖适量。

【制法】将石斛剪碎，置保温杯中，再加冰糖适量，用沸水冲泡，盖闷 15 分钟。

【用法】代茶频饮。

【功效】养阴清热，生津益胃。适用于口干渴，虚劳烦热，梦遗滑精。

【禁忌】脾胃虚寒，舌苔白腻者忌用。

【出处】《中国药膳学》。

小贴士

石斛的品种较多，通常因品种及加工方法不同分为金钗石斛、黄草石斛、小黄草石斛、耳环石斛及鲜石斛等数种。石斛性味甘、淡、微咸、寒。《神农本草经》说它“主伤中，除痹，下气，补五脏虚劳羸瘦，强阴，久服厚肠胃”。《本草纲目拾遗》说它能“清胃除虚热，生津，已劳损，以之代茶，开胃健脾。定惊疗风，能镇涎痰，解暑，甘芳降气”。说明石斛主要功能是清胃生津，对胃肾虚热者最宜。张寿颐对品种的选用，有如下区别：“金钗斛躯干较伟，色泽鲜明，能清虚热，而养育肺胃阴液者，以此为佳……若肺胃火灼，津液已耗，舌质深赤干燥，或焦黑嗜饮者，必须鲜斛清热生津，力量尤伟……若老人、虚人，胃液不足，而不宜太寒者，则霍山石斛为佳。”现代药理研究表明，金钗石斛含石斛碱有一定的止痛退热作用，与非那西汀相似而较弱。

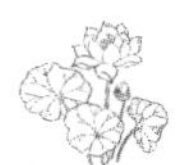

黄精参芪茶

【配料】 黄精、党参、山药、黄芪各等量。

【制法】 上四味各15克，用文火煎20分钟，再用武火煎沸，取汁去渣。

【用法】 分2～3次代茶饮用。

【功效】 益气补虚，健脾润肺。适用于病后脾肺两虚，体倦食少，气短懒言，大便溏薄或食不消化。

【禁忌】 脾胃湿热，舌苔厚腻者忌用。

【出处】《实用食疗方精选》。

小贴士

本方以黄精、山药滋补脾肺，党参、黄芪(炙)补中益气。全方以滋养平补为主，不用芳香燥脾醒胃，是从“补阴配阳”之法。《本草从新》谓黄精“平补气血而润”。《本经逢原》谓黄精能“宽中益气，使五脏调和，肌肉充盛，骨髓坚强，皆是补阴之功”。党参与人参功用相近。《本草正义》说：“党参力能补脾养胃，润肺生津，健运中气，本与人参不甚相远。其尤可贵者，则健脾运而不燥，滋胃阴而不湿，润肺而不犯寒凉，养血而不偏滋腻，鼓舞清阳，振动中气，而无刚燥之弊。”本方组合与“参芪膏”相比，其优点在于阴阳并补，气血兼顾，不似“参芪膏”专于补益中气。故病后虚弱，常服此茶，不会出现阴阳偏胜的失调现象。

山药生苡仁茶

【配料】淮山药、生苡仁各60克，柿饼霜24克。

【制法】先将山药(鲜品用120克)、苡米捣碎，以清水适量，煮至烂糊，再入柿霜调至溶化。

【用法】分2～3次代茶饮用。

【功效】补益脾肺，养阴止嗽。适用于虚劳久咳，肺脾阴分亏损，饮食懒进，干咳无痰，手足心热，或潮热盗汗。

【出处】《医学衷中参西录》。

小贴士

本方原名珠玉二宝粥，用于肺结核病，久咳、痰血，身体羸弱患者，有补土生金之功。对于一切大病之后，脾肺阴虚者亦可用之。柿霜为柿的果实(柿子)制成柿饼时外表所产生的白霜，其成分为甘露醇、葡萄糖、果糖、蔗糖。性味甘凉，能清热、润燥、化痰。《本草纲目》说它能“清上焦心肺热，生津止渴，化痰宁嗽，治咽喉口舌疮痛”。如药店无成品，自制方法，即将柿饼上产生的白霜，用帚刷下，拣去杂质，放入锅内加热溶化，至成饴状，放入平皿内，晾至七成干，用刀铲下，再晾至足干，备用。

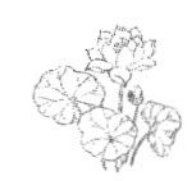

桂枝甘草茶

【配料】桂枝10克，生甘草5克。

【制法】将二味切碎，置保温杯中，用沸水冲泡，盖闷15分钟。

【用法】代茶频饮，每日1剂。

【功效】温补心阳，和营益气。适用于风寒感冒，发汗太过，见心悸，热气，甚至身为振振摇动，脉数不静，或大或小者。

【禁忌】风热或湿热证，发热，尿赤，舌苔黄者忌用。

【出处】《伤寒论》。

麦枣龙草茶

【配料】小麦30克，红枣6枚，龙眼肉5个，生甘草6克。

【制法】上药以清水适量，煎至麦熟后，置保温杯中。

【用法】代茶饮用。每日1剂。

【功效】和营养心，安神敛汗。适用于病后体虚，自汗虚汗，心悸少寐，精神紧张时尤易出汗。

【禁忌】外感发热或脾胃湿热，纳呆苔腻者忌用。

【出处】《食物中药与便方》。

山药冰糖茶

【配料】生怀山药120克。

【制法】将鲜山药洗净，去皮，切成小段或薄片，以清水适量，煮至山药烂糊，加入冰糖。

【用法】代茶饮用。

【功效】健脾，补肺，固肾，益精。适用于虚劳发热，或喘或嗽，或自汗，或心悸怔忡，或小便不利，或大便滑泄及一切脾肺阴气亏损之证。

【出处】《医学衷中参西录》。

杞子五味茶

【配料】枸杞子20克，五味子9克。

【制法】上药置保温瓶中，以沸水适量冲泡，盖闷15分钟。

【用法】代茶频饮，每日1剂。

【功效】补益肝肾，敛津生精。适用于病后体虚，自汗或盗汗，梦遗或小便不能自禁，睡眠不安，记忆减退等症。

【禁忌】感冒，咳嗽痰多者忌用。

【出处】《摄生众妙方》。

小贴士

现代药理表明，五味子对中枢神经系统具有兴奋作用，能改善人的智力活动，提高工作效率；能增强机体对非特异性刺激的防御能力。枸杞子能增强非特异性免疫作用。此二药还有保肝和促进肝糖原分解等作用。本方对病后体虚，主要表现为心、肾系症状者，常饮能增强体质，助长精神。

枸杞饴糖茶

【配料】枸杞茎叶鲜品60克（干品30克）。

【制法】上药洗净、切碎，置保温瓶中，加饴糖或冰糖适量。

【用法】用沸水冲泡，盖闷15分钟，代茶频饮。

【功效】补虚益精，清热明目。适用于病后体虚，头昏目花，时有低

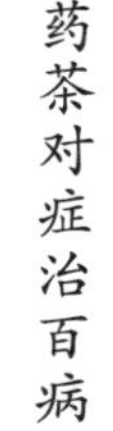

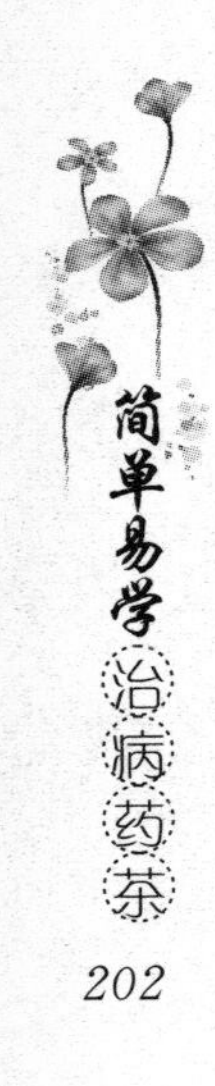

热；或因病后房事过频，头晕，骨节烦热，易泄或梦遗。

【出处】《千金方》。

黄芪枣姜茶

【配料】炙黄芪10克，红枣8枚，生姜2片。

【制法】将炙黄芪切成薄片，红枣去核，生姜去皮，共置保温杯中，以沸水适量冲泡，盖闷15分钟。

【用法】频频代茶温饮，最后可吃枣肉。每日1剂。

【功效】益气扶正，和营固表。适用于病后体虚，倦怠乏力，气短、易汗，每遇风寒即患感冒或风湿痹痛等病证者。

【禁忌】脾胃湿热，舌苔黄腻者忌用。

【出处】《中医良药良方》。

小贴士

黄芪味甘、性微温，生用益卫固表。利水消肿；炙用补中益气。现代药理研究表明，本品能增强机体免疫功能。动物实验，黄芪煎剂(32%)每日或隔日口服0.5毫升，连续1～2周，能增加小鼠网状肉皮系统的吞噬功能。对感冒易患者服用黄芪2个月后测试，可见鼻分泌液中SIgA和IgG的含量明显提高；正常人80例服用黄芪全草浸膏片后，IgM、IgE亦显著增加，说明黄芪有促进体液免疫的作用。本方以黄芪为君药，配以大枣、生姜调和营卫，更有助于扶正固本。体虚或产后之人，常饮此茶，能祛病强身。

视物昏花者宜常喝的药茶

老花眼是老年人眼睛调节功能衰退的一种表现。随着年龄的增长，晶状体的弹性逐渐降低，睫状肌的收缩力逐渐减弱，看近处物体时，晶状体不能变凸，物像不能准确地聚焦在视网膜上，这样就导致老年人看书或近距离工作不能持久，出现眼睛困胀、视物模糊及头痛等视力疲劳症状。中医认为本病是由于人过四旬之后，阴气自半，气血渐衰，肝肾精气亏损，难以荣养眼目所致。若能及时予以药茶调理，视力的进一步衰退是可以延缓的。

白菜银耳茶

【配料】 白菜叶60克，银耳30克，茶叶少许。

【制法】 将上述三味加水煎，去渣取汁。

【用法】 代茶饮用。

【功效】 适用于白内障。

【出处】 民间验方。

枸杞菊花茶

【配料】 枸杞10克，菊花6朵，水600毫升。

【制法】 枸杞入锅中，加水600毫升煎煮，水滚后转小火煮20分钟，加入菊花再煮5分钟。

【用法】 当茶饮，枸杞可食。每日1剂，早中晚温服。

【功效】 滋补肝肾，清肝明目。适用于眼睛昏花、夜盲症。

【禁忌】 注意一般体质皆可使用，外感风寒者不宜，易腹泻者宜减量使用。

【出处】《健康时报》。

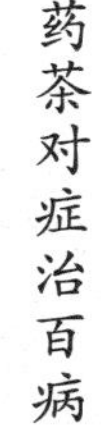

小贴士

据《健康时报》报道，有过敏体质的人想喝菊花茶，应先喝一两朵试试，如果没问题可再多喝，但也不应过量饮用。此外，由于菊花性凉，体虚、脾虚、胃寒病者及容易腹泻者不要喝。一般情况下，菊花茶最适合头昏脑涨、目赤肿痛、嗓子疼、肝火旺以及血压高的人群喝。喝菊花茶时，人们往往还喜欢加上几颗冰糖。专家认为，菊花茶加冰糖是可以的，但对于患有糖尿病或血糖偏高的人，最好别加糖，应单喝菊花茶。此外，一些脾虚的人也不宜加糖，因为过甜的茶会导致这类人口黏或口发酸，感到不适。所以，不知道自己体质的人喝菊花茶还是别加冰糖为好。

参归桑椹茶

【配料】 皮尾参、当归各 6 克，桑椹子 20 克。

【制法】 上述三味水煎煨茶服。

【用法】 代茶饮用。

【功效】 补血益气，滋养肝肾。适用于老年人血虚体弱、头昏眼花等症。

【出处】 民间验方。

菠菜猪肝茶

【配料】 新鲜连根菠菜 250 克，鲜猪肝 100 克。

【制法】

（1）将菠菜择洗干净，切段；鲜猪肝切薄片。

（2）净锅内放清水烧沸，放入生姜丝、精盐、猪肝和菠菜段，煮汤。

【用法】 代茶饮用，每日 1 剂。

【功效】 补血益气，滋养肝肾。适用于老年人血虚体弱、头昏眼花等症。菠菜、猪肝两味同用能补血，用于缺铁性贫血、面色苍白者的补养和治疗。

【出处】《药膳食疗》。

小贴士

肝脏是动物内储存养料和解毒的重要器官，含有丰富的营养物质，具有营养保健功能，是最理想的补血佳品之一。猪肝含有较多的铁质和维生素 A。维生素 A 的含量远远超过奶、蛋、肉、鱼等食品，具有维持正常生长和生殖机能的作用；能保护眼睛，维持正常视力，防止眼睛干涩、疲劳。但此茶的饮用也不可过量，否则会引起维生素 A 中毒。食用过多，还会增加人体太多的胆固醇。所以高胆固醇血症、肝病、高血脂和冠心病患者应少饮用。

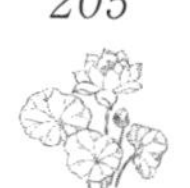

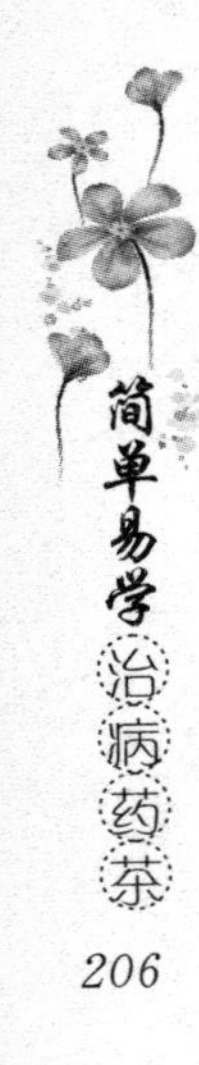

药茶治疗慢性咽喉炎疗效好

慢性咽炎为咽部黏膜、黏膜下及淋巴组织的弥漫性炎症，常为上呼吸道慢性炎症一部分，病程较长，症状较顽固，不易治愈。一般性咽炎可分为慢性单纯性咽炎、慢性肥厚性咽炎。慢性咽炎多由急性咽炎、反复上呼吸道感染、吸烟等因素引起，经久难愈，给工作和生活带来不便；患者常感咽部不适、干燥、灼热、微痛、刺痒、异物感或颈部紧束感。若说话过多，气候变化和过劳时更为明显。清晨常咳出黏稠痰块，易引起恶心或呕吐，由于稠厚分泌物的刺激，常引起短促而频繁的咳嗽，晨起较剧烈，常为干咳。若炎症波及咽鼓管，则有耳鸣或听力减退，蔓延至喉部则出现声嘶。治疗时应以寻找病因，预防为主，应戒除烟酒，消除外界各种不良因素。如果用中草药材配制而成的药茶代茶饮用，可直接作用于病变部位，往往可收到较满意的效果，如胖大海泡茶饮用等。以下药茶方可供选用。

桔梗银花茶

【配料】 桔梗 12 克，甘草 6 克，金银花 15 克，薄荷 3 克。

【制法】 每日两剂，水煎。

【用法】 代茶，连续服 3～5 日。

【功效】 对急、慢性咽炎引起的咽喉红肿、疼痛有较好的清热利咽、解热止痛功效。

【出处】 民间验方。

竹叶鲜青果茶

【配料】 淡竹叶 15 克，鲜青果 30 克，红糖 10 克。

【制法】选取个大、肉厚、色青绿的鲜青果与淡竹叶红糖，加水500毫升，煮沸3分钟后即成。

【用法】代茶饮，频频饮服。

【功效】此茶对咽干火燥、咽痒者，尤有清利咽喉、生津止渴之效。

【出处】民间验方。

小贴士

竹叶在我国民间广为使用，具有悠久的药用和食用历史，是中医学中一味重要的清热解毒药。淡竹叶始载于《名医别录》，主治“胸中痰热，咳逆上气”。另据《中药辞海》记载，淡竹叶功用主治为清热除烦，生津利尿。《食疗本草》曰：“主咳逆，消渴，痰饮，喉痹，除烦热。”历代医药家均有论述竹叶的食用和药用功效，认为：“竹叶清香透心，微苦凉热，气味俱清。”1998年，（淡）竹叶被卫生部批准列入了既是食品又是药品的天然药物名单。现代研究表明，竹叶提取物有效成分包括黄酮、酚酮、蒽醌、内酯、多糖、氨基酸、微量元素等，具有优良的抗自由基、抗氧化、抗衰老、抗疲劳、降血脂、预防心脑血管疾病、保护肝脏、扩张毛细血管、疏通微循环、活化大脑、促进记忆、改善睡眠、抗癌症、美化肌肤等功效。

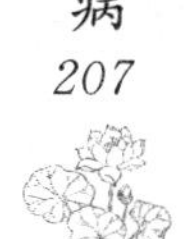

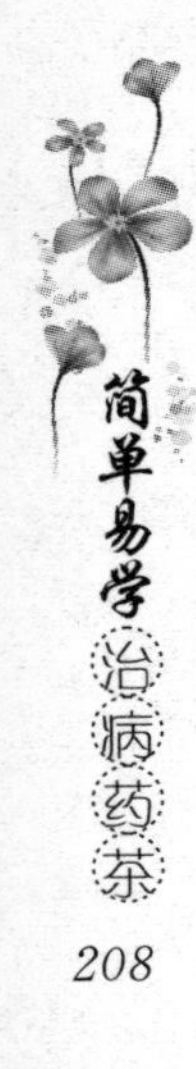

罗汉果茶

【配料】罗汉果 15～30 克。

【制法】取罗汉果 15～30 克，切碎、放入杯中，用沸水冲泡，浸渍片刻，即可饮用。

【用法】代茶饮，频频饮服。

【功效】此茶对咽干火燥、咽痒者，尤有清利咽喉、生津止渴之效。

【出处】民间验方。

蜂蜜茶方

【配料】茶叶 3 克，蜂蜜 3 毫升。

【制法】开水冲泡茶叶，待茶水凉后加蜂蜜。

【用法】代茶饮用，每日 2 次。

【功效】止渴养血，润肺益肾。适用于慢性咽炎及伴有咽干口渴、干咳无痰、便秘、脾胃不和等症。

【出处】《饮食保健》。

板蓝根射干茶

【配料】板蓝根 6 克，射干 6 克，绿茶 5 克。

【制法】开水冲泡后饮用。

【用法】代茶饮用，每日 2 次。

【功效】清热解毒。可用于喉咙炎症。

【出处】《茶疗治百病》。

小贴士

射干为常用中药，以根状茎入药。始载于《神农本草经》，收载于《中华人民共和国药典》(2000年版)，具有清热解毒、散血消肿、消痰涎、利咽喉等功能。主产于河南、湖北、安徽、江苏等省，以河南产量最高。

胖大海茶

【配料】胖大海3枚，蜂蜜15克。

【用法】将胖大海放入茶杯，加入蜂蜜，冲入开水，加盖闷泡10分钟，待温搅匀。代茶饮用。每日1剂，可频频冲泡饮服。连服3～6日。

【功效】清热润肺，利咽解毒。适于咽痛、干咳无痰、音哑的患者饮用。

挂金灯茶

【配料】挂金灯9克，山豆根9克，马勃9克。

【用法】将上药放入茶杯，冲入沸水，加盖闷泡15分钟，代茶饮用。每日1剂，可频频冲泡饮服，连服7～15日。

【功效】清热解毒，利咽消肿。适于咽炎患者饮用。

麦冬桔梗茶

【配料】麦冬9克，桔梗9克，山豆根12克。

【用法】将上药放入茶杯，冲入沸水，加盖闷泡15分钟，代茶饮用。

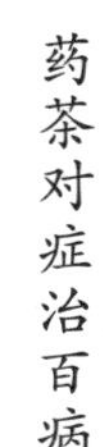

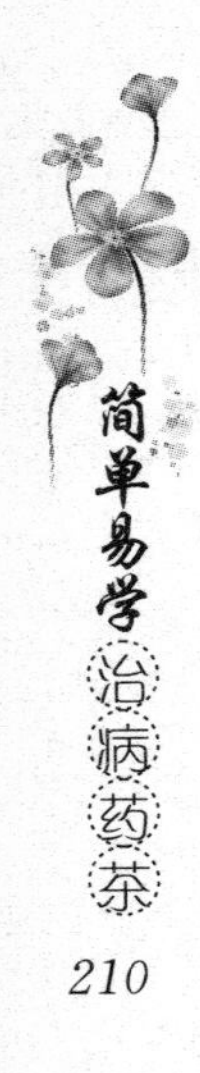

每日 1 剂，可频频冲泡饮服，连服 7～15 日。

【功效】 清热解毒，利咽消肿，祛痰排脓。适于治疗急性咽炎。

薄荷牛蒡子茶

【配料】 薄荷 4.5 克，牛蒡子 9 克，甘草 3 克。

【用法】 将上药放入茶杯，冲入沸水，加盖闷泡 15 分钟，代茶饮用。每日 1 剂，可频频冲泡服用，连用 7～15 日。

【功效】 发散风热，利咽解毒。适于急、慢性咽炎患者饮用。

西青果茶

【配料】 西青果 6 枚。

【用法】 上药捣碎，放入茶杯，冲入沸水，加盖闷泡 15 分钟，代茶饮用。每日 1 剂，可频频冲泡饮服，连服 7～15 日。

【功效】 清热生津，利咽解毒。适于慢性咽炎患者饮用。

橄榄茶

【配料】 橄榄 5～6 枚，冰糖适量。

【用法】 将橄榄放入杯中，加入冰糖，冲入沸水，加盖闷泡 20 分钟，代茶饮用。每日 1 剂，可频频冲泡饮用，连饮 7～15 日。

【功效】 清肺，利咽，生津，解毒。适于慢性咽炎患者饮用。

养阴清肺茶

【配料】 生地黄 10 克，玄参 10 克，麦冬 10 克，川贝母 6 克，薄荷 3 克，花茶适量。

【制法】 先将前四味分别捣碎后，合入薄荷、茶叶，置于带盖茶杯中。

【用法】用开水冲泡 20～30 分钟后，代茶不拘时频饮之，可反复泡饮，至味淡为度。每日 1～2 剂，连用 5～10 日。

【功效】生地、玄参养阴润燥，清肺解毒；麦冬甘寒生津，助生地、玄参清肺润燥；贝母清化痰热，润肺止咳；薄荷宣肺利咽甚妙；花茶清凉，醒脑捉神，协参、贝以解毒利咽。诸药合之代茶饮，有养阴清肺、解毒利咽之功效。用于阴虚火炎所致之咽部不适，隐隐作痛，有异物感，痰黏量少，或伴午后烦热，口咽干燥，舌质红，少苔或苔白干，脉细数等。

参麦凉润茶

【配料】太子参 10 克，麦冬 10 克，五味子 6 克，玄参 10 克，竹茹 3 克，茶叶适量。

【制法】先将前四味分别捣碎后，合入竹茹、茶叶，置于带盖茶杯中。

【用法】以开水冲泡 30～60 分钟后，代茶不拘时频频含饮之。可反复泡饮，每日 1～2 剂，至愈为度。

【功效】太子参益气养阴，扶助正气；麦冬养阴润肺，清心除烦，益胃生津；五味子合麦冬以酸甘化生阴液；玄参滋阴降火，解毒散结而利咽喉；竹茹清化痰热而除烦。诸药合之代茶常饮，可收益气养阴，生津润燥，清利咽喉之效。对阴虚津枯之咽部干痒，灼热燥痛，饮水后痛可暂缓，异物感明显，夜间多梦，耳鸣眼花，舌质红少津，脉细数者效果良好。

散结利咽茶

【配料】玄参 10 克，贝母 10 克，桔梗 6 克，三棱 6 克，郁金 6 克，甘草 3 克。

【制法】先将诸药分别捣碎后，置于带盖茶杯中。

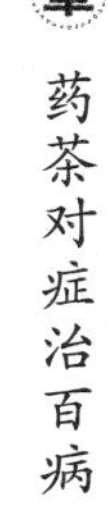

【用法】 用开水冲泡30～60分钟后，代茶不拘时饮之。可反复泡饮，每日1剂，连用10～15日。

【功效】 玄参降火解毒，散结利咽；贝母清热消痰而散结；桔梗开宣肺气，祛痰破血，去积气，消积聚；郁金行气解郁，泄血破瘀；三棱破血祛瘀，消积散滞；甘草解毒调味。诸药合之代茶饮，消痰化瘀，散结利咽作用甚好。适用于痰阻血瘀之咽部干涩，甚或刺痛，咽肌膜暗红，常因频频清嗓而恶心不适，舌质暗红，苔黄腻，脉滑数等症者。

小贴士

慢性咽炎易于反复，故平时应忌食辛辣刺激之品，注意口腔卫生，减少烟酒和粉尘刺激，纠正张口呼吸的不良习惯，加强身体锻炼，增强体质，预防呼吸道感染，积极治疗咽部周围器官的疾病，并合理安排生活，保持心情舒畅，避免烦恼郁闷。室内温度、湿度要适宜，空气要新鲜。宜吃清淡，具有酸、甘滋阴的一些食物，如水果、新鲜蔬菜等。

恶性肿瘤患者宜喝的药茶

肿瘤系由多种原因引起的人体细胞反应性增生而形成的异常新生物，是由于人体某一脏器，某一部分的细胞分裂失控，任意繁殖而最后发生恶性病变所导致的疾病。其发病原因有遗传学说、病毒学说与环境因素学说等等。近年的肿瘤流行病学调查表明，有80%～90%的肿瘤是由环境因素引起的，而在环境因素中，30%～50%的肿瘤发病原因与饮食有关。根据肿瘤对人体的危害不同分为良性与恶性，恶性肿瘤一般将其称为癌症。目前对肿瘤的病因和发病机理尚未完全阐明，存在局限性和片面性，还需做很大努力，去进一步研究。引起肿瘤的原因有多种说法，但饮食在肿瘤的致病因素中一直为医务工作者所重视。中医学认为：脾胃为后天之本，如果纵情口腹，饥饱无常，必致损伤脾胃。过食厚味则生湿热而为痰，偏食辛燥，嗜酒过度，可使胃肠积热，津液枯耗，气血亏损，形成气结痰凝，或痰瘀互结，发展为肿瘤。许多癌症的治疗非一日之功，往往需要手术、化疗、放疗及中草药乃至各种药膳的综合治疗才能收到效果，下面的各种保健茶，能积“小效”而见大功，不妨经常食用。

鲜芦笋茶

【配料】 鲜芦笋100克，绿茶3克。

【制法】 先将鲜芦笋洗净，切成1厘米的小段；砂锅加水后，中火煮沸，放入芦笋小段，加入用纱布袋扎裹的绿茶，煎煮20分钟，取出茶叶袋即成。

【用法】 代茶饮，分上、下午2次，频频饮服，芦笋段可同时嚼食。

【功效】 润肺祛痰，解毒抗癌。

【出处】 民间验方。

女贞杞参茶

【配料】 女贞子、枸杞子、太子参各10克，鸡血藤15克。

【制法】 先将鸡血藤切碎，与前三味共置保温杯中，用沸水适量冲泡，闷置20分钟。

【用法】 代茶频饮，每日1剂。

【功效】 滋补肝肾，益血培本。主治恶性肿瘤，化疗或放射治疗期间，预防及治疗白细胞减少。

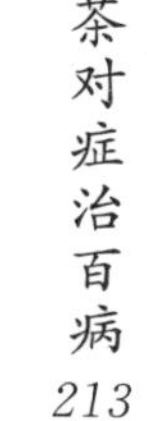

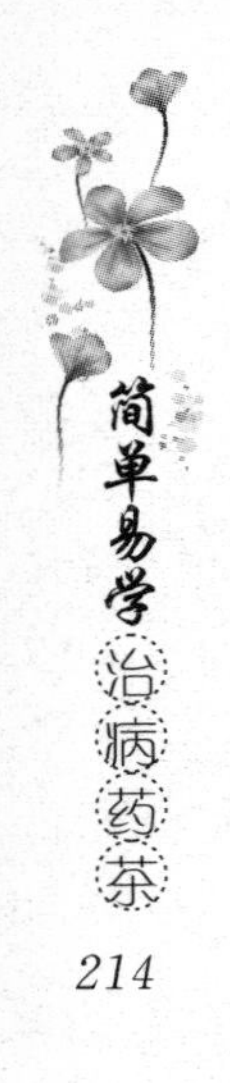

【禁忌】脾虚泄泻忌用。

【出处】民间验方。

小贴士

本方以女贞、枸杞滋养肝肾；太子参补肺健脾，益气生血；鸡血藤活血补血。四药合用，有滋养强壮、升高白细胞数量之功效。据药理试验报告：女贞子有升高白细胞数量和促进人体淋巴细胞母细胞转化的作用；枸杞能显著增强网状内皮系统的吞噬能力，动物实验表明枸杞对正常小鼠的造血功能有促进作用，可使白细胞数量增多；对环磷酰胺引起的白细胞生成作用具有保护性影响。《现代实用中药》亦指出，鸡血藤为强壮性补血药，适用于贫血性神经麻痹症等。

黄芪鸡血藤茶

【配料】黄芪、鸡血藤各 300 克，补骨脂、菟丝子、当归、枸杞各 200 克，陈皮 150 克。

【制法】上药共研粗末，用纱布袋分装，每包重 30 克。每次 1 包置保温杯中，用沸水泡闷 15 分钟。

【用法】代茶饮用。

【功效】益气补血，养精，培本。主治恶性肿瘤手术或放(化)疗后，正虚体弱者。

【禁忌】外感发热，暂停用。

【出处】《实用中医内科学》。

小贴士

恶性肿瘤患者的免疫功能多呈低下状态。大量临床资料证实，此药茶方有提高非特异性免疫功能的作用。有人对37例恶性肿瘤恢复期患者单纯用扶正治疗，给本方或扶正4号（生黄芪、黄精、鸡血藤、枸杞、菟丝子、肉苁蓉）治疗后，巨噬细胞的吞噬率有21例上升。上海华山医院用生地扁豆汤（生地、扁豆、党参、黄芪、龟板）治疗14例恶性肿瘤，2个月后淋巴细胞转化率从37.3%上升到56.9%（$P<0.01$）。从上述资料看，扶正培本不仅可以减轻化疗和放疗反应，保持骨髓的造血功能，而且可以提高疗效。对晚期患者虽不能根治肿瘤，但可以改善症状，延长生存时间。

鲜生姜茶

【配料】鲜生姜500克，茶叶5克。

【制法】

(1)将鲜生姜洗净，在冷开水中浸泡30分钟，取出后切片或切碎，放入家用水果绞汁机中压榨取汁，用洁净纱布过滤，装瓶贮存于冰箱备用。

(2)将茶叶放入杯中，用沸水冲泡，加盖，闷15分钟即可饮用。

【用法】当茶，频频饮用，一般可冲泡3～5次，每次滴加3滴生姜

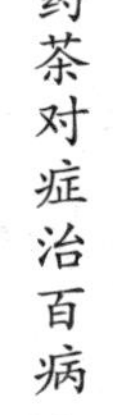

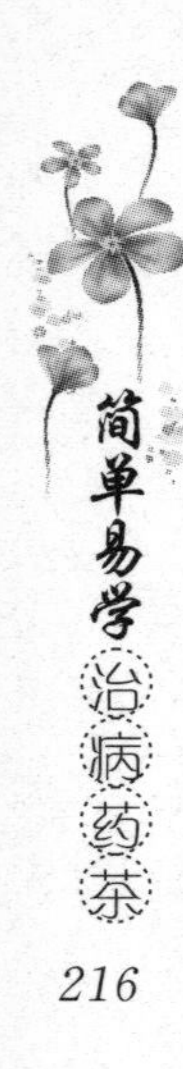

汁，搅匀即可。

【功效】解毒散寒，止呕防癌。

【出处】民间验方。

乌梅山楂茶

【配料】乌梅 10 枚，生山楂 15 克，绿茶 10 克。

【制法】将乌梅、生山楂（敲碎）、绿茶同入砂锅，加水煎煮 20 分钟，滤渣取汁即成。

【用法】代茶饮，当日服完。

【功效】生津开胃，提神醒脑，防癌抗癌。

【出处】民间验方。

无花果绿茶饮

【配料】无花果 2 枚，绿茶 10 克。

【制法】将无花果洗净，与绿茶同入砂锅，加水共煎 15 分钟即成。

【用法】代茶饮，当日服完。

【功效】润肺清肠，阻止癌细胞生长。

【出处】民间验方。

青果乌龙茶

【配料】青果（即橄榄）10 克，乌龙茶 5 克。

【制法】将青果洗净，拍碎，与乌龙茶同入砂锅 20 分钟即成。

【用法】代茶饮，当日服完。

【功效】生津利咽，解毒抗癌。

【出处】民间验方。

海藻茶

【配料】海藻 15 克。

【制法】将海藻用冷开水轻轻漂洗，收集后放入砂锅，加水浓煎2次，每次30分钟，合并2次煎液，煮至300毫升即成。

【用法】当茶，每日2次，每次150毫升煎液，用温开水冲淡，频频饮用。

【功效】软坚散结，消痰抗癌。

【出处】民间验方。

杏仁蜜奶茶

【配料】杏仁30克，蜂蜜30克，牛奶250克。

【制法】将杏仁用温水浸泡，剥去皮尖，晒干或烘干，炒黄，研成细末；砂锅加水适量，煮沸时调入杏仁粉末，火煨煮30分钟，加入牛奶，拌和均匀，继续煮至沸腾即离火，趁热调入蜂蜜即成。

【用法】早晚2次分服。

【功效】补虚润肺，解毒抗癌。

【出处】民间验方。

猕猴桃蜜茶

【配料】猕猴桃2枚，蜂蜜30克。

【制法】将新鲜采摘的猕猴桃用冷盐开水浸泡片刻，洗净，剥开，取其果肉，切碎，捣烂，研成细糊状，加冷开水搅拌，调至黏稠汁液，加入蜂蜜，加冷开水至300毫升，混合即成。

【用法】当蜜茶饮料，早晚2次分服。

【功效】清热解毒，滋养抗癌。

【出处】民间验方。

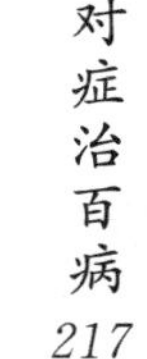

小贴士

猕猴桃被称为“世界水果之王”，有极高的营养价值，尤其是对中老年人健康有极为重要的促进作用。猕猴桃是老人、体弱多病者的良好滋补果品，其果汁是运动员选用的优良饮料，因为它具有很高的营养和医疗价值，所以曾被推为“世界水果之王”，并有“水果金矿”之美称。猕猴桃性味酸、甘、寒，无毒，有清热、利尿、散瘀、活血、催乳、消炎等功能。猕猴桃富含维生素C，目前世界上所有水果中维生素C以猕猴桃的含量最高，可达94%。近年来，药学专家将猕猴桃根，制成抗癌新药，用于治疗多种癌症，以胃肠道及子宫颈癌为主。同时药理研究表明，猕猴桃鲜果及其果汁制品不但能补充人体营养，而且可防止致癌物质亚硝胺在人体内生成。

草莓蜂蜜茶

【配料】 新鲜草莓50克，蜂蜜30克。

【制法】 将采摘的新鲜草莓除去柄托，放入冷开水中浸泡片刻，洗净，在家用果汁机中捣绞成糊状，盛入碗中，调入蜂蜜，拌和，加冷开水冲泡至500毫升，放入冰箱冷藏。

【用法】 每日2次，每次250毫升，当茶，频频饮服。

【功效】 补虚养血，润肺利肠，解毒抗癌。

【出处】 民间验方。

太子参茶

【配料】太子参 15 克。

【制法】将太子参晒干或烘干，切成薄片，分上、下午 2 次，每次取 15 克饮片，放入保温杯中，用沸水冲泡，加盖，闷 15 分钟即可饮用。

【用法】当茶饮，频频饮服，一般可冲泡 3～5 次，当日服完。

【功效】大补元气，强身抗癌。

【出处】民间验方。

小贴士

太子参有孩儿参、童参的别名。太子参微温，味甘，性较润，有补益气阴、生津止渴的功用，功效与人参相近，但药力薄弱；与党参相比，补气作用较弱，但生津养阴之力比党参强。有时可用它代西洋参使用。因此，它是堪称老少皆宜的清补药品。太子参可以补肺，健脾胃，治疗肺虚咳嗽，脾虚食少，心悸自汗，神力疲乏，口干，泄泻，体虚等症。据现代中药药理学分析，太子参能够治疗慢性胃炎，胃下垂，慢性肠炎，神经衰弱，慢性支气管炎，肺气肿，肺结核等多种疾病。因它药性缓和，阴阳兼顾，深受临床医生和养生行家垂青。即使无病的人少量服之也无妨害，体弱老人服用更具有祛病养身，延年益寿的作用。服用太子参可以采用多种方式，如浸酒、泡茶、熬粥、制膏、药膳等，既能对无明显疾患者有清补作用，也能有针对性地对某些疾病进行食疗。

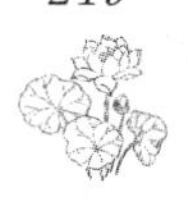

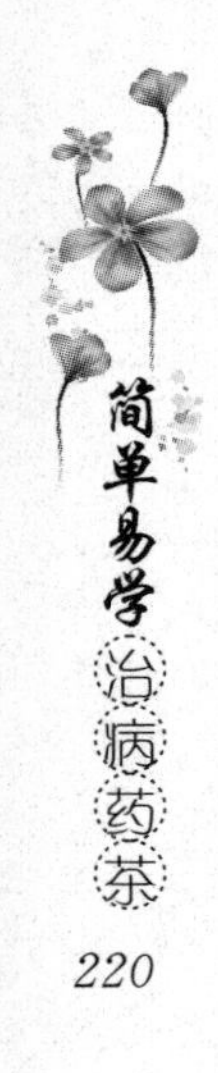

木瓜桑叶茶

【配料】木瓜30克,桑叶15克,红枣10枚。

【制法】先将红枣洗净,去核,晒干或烘干,与木瓜、桑叶共切成细末,放入杯内,用沸水冲泡,加盖,闷15分钟可开始饮用。

【用法】当茶,频频饮服,一般可冲泡3~5次。

【功效】祛湿舒筋,止痛抗癌。

【出处】民间验方。

鱼腥草茶

【配料】鱼腥草30克。

【制法】鱼腥草采收后洗净,阴干,切碎,放入砂锅,加水浓煎2次,每次30分钟,合并2次煎汁,小火再煎至约400毫升。

【用法】每日2次,每次200毫升,当茶频饮,长期饮用。

【功效】解毒消痈,清热利尿,强身抗癌。

【出处】民间验方。

麦饭石茶

【配料】麦饭石原石50克。

【制法】将麦饭石先洗净,入锅,加水适量,煮沸30分钟取出麦饭石备用,经煮沸的麦饭石水即可饮用。

【用法】当茶,频频饮服。

【功效】健胃利湿,强身抗癌。

【出处】民间验方。

扶正平瘤茶

【配料】生黄芪、党参、白术、茯苓、补骨脂。

【制法】前四味药各取 250 克，补骨脂 300 克，共研成粗末。用纱布袋分包，每包重 50 克，每次 1 包，置保温杯中，以沸水冲泡，盖闷15 分钟。

【用法】代茶饮用。每日 1 剂。

【功效】益脾扶正，消瘤。主治恶性肿瘤手术或化疗后，体虚羸瘦，食少或胃纳不香，大便溏薄者。

【禁忌】阴虚口渴舌红者忌用。

【出处】《实用中医内科学》。

小贴士

有人以本方结合清瘤片（半枝莲、白花蛇舌草、肿节风、藤梨根、山豆根、草河车）治疗 41 例恶性肿瘤，3～6 个月复查，巨噬细胞吞噬率由治疗前的平均 43.6±1.86％上升到 56.7±5.7％（$P<0.001$）。本方以生黄芪、党参、白术、茯苓补益脾气，扶正培本；补骨脂补肾温中、助阳。药理试验报告，补骨脂乙素在体外有抑制 HeLa 细胞和肉瘤 180 的作用，有人初步实验发现补骨脂挥发油有抗癌作用。还有人报告，用补骨脂制成蜜丸，治疗白细胞减少症、补骨脂粉末治疗小儿遗尿，均收到较好疗效。

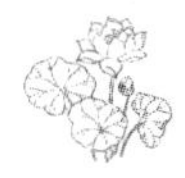

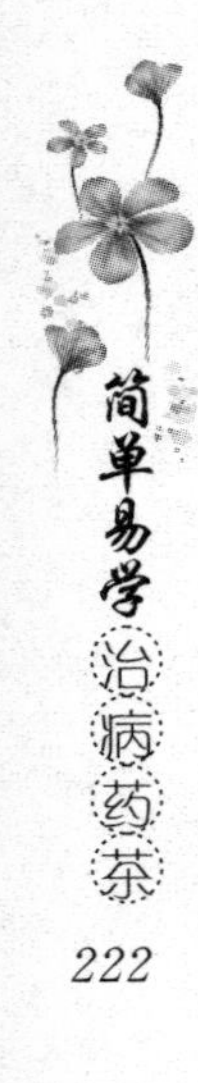

葵秆心绿茶饮

【配料】向日葵秆心30克,绿茶10克。

【制法】将向日葵秆外皮剥去,取秆心(色白者)切碎,与绿茶同入砂锅,加水适量,浓煎2次,每次30分钟,合并2次煎汁即成。

【用法】早晚2次温服,或分上、下午2次,每次以沸水兑淡,当茶频频饮用。

【功效】和胃利湿,消积抗癌。

【出处】民间验方。

金银花蜂蜜茶

【配料】金银花30克,蜂蜜20克。

【制法】将金银花拣净,洗净后晒干或烘干,放入杯中,用沸水冲泡,加盖,闷15分钟即可饮用。

【用法】当茶饮;饮服时可加蜂蜜5克,拌匀,频频饮用,一般可冲泡3～5次,当日吃完。

【功效】消痈清热,散毒抗癌。

【出处】民间验方。

益血升白茶

【配料】生黄芪、女贞子各10克,灵芝、当归、丹参、党参、萸肉各6克。

【制法】按上方用药量比例,加大剂量,共研成粗末。用纱布袋包,每包重50克,每取1包,置保温杯中,用沸水适量冲泡,盖闷15分钟。

【用法】代茶频饮。每日1包。

【功效】益气养血,扶正。适用于恶性肿瘤化疗或放疗,白细胞减少。

【禁忌】外感发热暂停用。

【出处】民间验方。

小贴士

肿瘤患者化、放疗时，造血功能常受到抑制，主要为白细胞系列，其次为血小板系列；对红细胞的作用则较少。白细胞缺乏可导致继发性感染，血小板减少则引起出血倾向。本方用黄芪、党参益气生血；当归、丹参活血生新(血)；山萸肉、女贞子养阴益精；灵芝滋补强，全方有良好的扶正培本功效。据药理研究表明，女贞子对化疗、放疗所致的细胞减少有升高作用，能明显对抗环磷酸胺所致的粒细胞下降，并有增强体液免疫功能和抗癌作用。灵芝能调整免疫功能，增强网状内皮系统的吞噬功能和抗放射作用。

风湿、类风湿关节炎的调养药茶

风湿和类风湿是当前对风湿性关节炎和类风湿关节炎的简称。从西医学的角度讲，风湿性关节炎和类风湿关节炎是两种寒性炎症性病变。我们简单解释为风湿性关节炎轻一些，本病以全身游走性疼痛为主要症状，关节等没有形态改变；类风湿关节炎除疼痛外，还有肿胀、关节强直、软组织挛缩、关节活动受限和关节畸形等改变，比风湿性关节炎要重得多。两者间虽有病因相同之处，但病理机制、临床症状表现乃

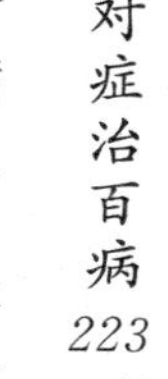

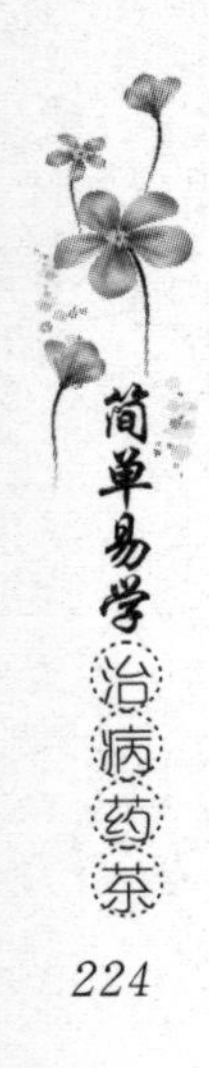

至治疗，都不完全一样。中医将风湿与类风湿统称为痹证。早在《黄帝内经》中就有“风寒湿三气杂至合而为痹”的记载。以下药茶方可供风湿与类风湿关节炎患者选用。

越橘茶

【配料】 越橘叶或果6～10克。

【制法】 上药捣碎，冲入沸水适量泡闷20分钟。

【用法】 代茶频频饮用。每日1剂。

【功效】 祛风湿止痛。适用于急性风湿性关节炎。

【禁忌】 本品有小毒，不宜过量服用。

【出处】《食物中药与便方》。

小贴士

越橘，属杜鹃花科植物，产于我国吉林、黑龙江、内蒙古等地，其果实可酿酒或制果浆，叶又名熊果叶，供药用。本品性味苦、平，功能利尿、消炎、防腐。据药理研究：其干燥全草的5%提取液对雄蛙有抗性激素作用，此作用并非鞣质所致。叶的浸剂或煎剂可作利尿剂（治肾结石），并可用于风湿、痛风；果可用于维生素缺乏症。

桑枝蚕砂茶

【配料】 嫩桑枝30克，蚕砂15克。

【制法】 嫩桑枝切碎30克，晚蚕砂（纱布袋包）15克。加水500毫升，煎沸闷 30 分钟后，取出药液置保温瓶中。

【用法】代茶饮用。每日 1 剂。

【功效】祛风除湿，活血定痛。适用于：

(1)风湿侵犯，气血受阻所致的肢体关节或肩臂疼痛，屈伸不利。

(2)高血压患者出现的手足麻木。

(3)单纯抗链球菌溶血素“O”增高，或伴有轻度的关节酸痛。

【禁忌】严重贫血者不宜服。

【出处】《食物中药与便方》。

小贴士

方中桑枝为桑科桑属植物桑的嫩枝，性味苦、平，功能祛风湿、利关节、行水气，是治疗风热臂痛要药。据药理研究，桑枝能提高淋巴细胞转化率，治疗慢性布氏杆菌病有效，并有显著的降血压作用。晚蚕砂功能为祛风除湿、活血定痛。

侧柏木通茶

【配料】侧柏叶 15 克，木通、当归、红花、羌活、防风各 6 克。

【制法】上药剂量加倍，共研粗末，混匀。每取 18～30 克，置保温瓶中，用沸水适量冲泡，盖闷 30 分钟。

【用法】代茶饮用。每日 1 剂。

【功效】扶风燥湿，活血镇痛。适用于：

(1)风寒湿痹者，气血运行受阻，全身关节走窜疼痛，不分日夜，疼痛剧烈，难以忍受。

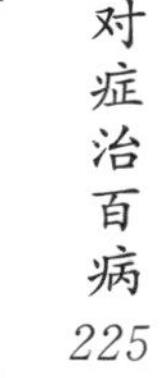

(2)关节屈伸不利,局部可有轻度肿胀,活动后疼痛常加重,如风湿性关节炎和类风湿关节炎的早期、外伤性关节炎等。

【禁忌】阴亏、气弱、滑精、尿频、便溏者及孕妇均忌服。

【出处】《本草切要》。

小贴士

方中侧柏叶性味苦涩、寒,功能凉血、止血、祛风湿、散肿毒。《本草正》说它:"善清血凉血,去湿热湿痹,骨节疼痛。"《本草汇言》称它:"凡历节风痱周身走注,痛极不能转动者,煮汁饮之即定。"木通功能"通利九窍血脉关节",《本草纲目》谓其"上能通心清肺,治头痛,利九窍,下能泄湿热,利小便,通大肠,治遍身拘痛"。红花功能活血通经、去瘀止痛。据药理研究:红花具有镇痛、抗炎等多种作用,所含红花黄色素对大鼠甲醛性足肿胀及棉球肉芽肿均有抑制作用,并抑制组织胺性毛细血管通透性增加等。配伍"功能条达肢体,通畅血脉"、"主遍身百节疼痛"的羌活,能"利筋骨,治拘挛、瘫痪"的当归,能"散风邪治一身之痛"的防风,确能使风湿去、气血行、痹痛除。

伸筋草鸡血藤茶

【配料】伸筋草 20 克,鸡血藤 15 克。

【制法】上二药加水 500 毫升,煎沸闷 30 分钟后取出药液,置保温瓶中。

【用法】代茶饮用。每日1剂。

【功效】除湿散寒，活血舒筋。适用于风湿腰痛。因久卧湿气或热盛时冷水相激，每逢雨天则腰疼酸胀，麻木无力。风湿痹痛而出现关节屈伸不利，筋脉拘急不易伸开。

【禁忌】孕妇及出血过多者忌服。

【出处】《药茶治百病》。

小贴士

伸筋草，又名石松，为石松科植物石松的带根全草。其性味苦辛、温，功能祛风散寒，除湿消肿，舒筋活血。据动物实验报告，其所含有效成分为石松碱及棒石松碱、棒石松毒，具有降温、兴奋子宫、小肠等作用，对心收缩力有增强作用。鸡血藤性味苦甘、温，功能活血舒筋，主治腰膝酸痛，麻木瘫痪等症。二药合用，共奏散寒除湿、通络止痛之效。

土牛膝血藤茶

【配料】土牛膝30克，鸡血藤30克。

【制法】上药研粗末，置保温瓶中，用沸水适量冲泡，盖闷30分钟。

【用法】代茶饮用，每日1剂。

【功效】清热祛湿，活血舒筋。适用于：

(1)风寒湿痹，肢体关节疼痛，痛处或固定不移，或游走不定。

(2)跌仆损伤后遗症引起的肢体关节疼痛。

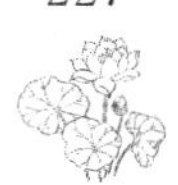

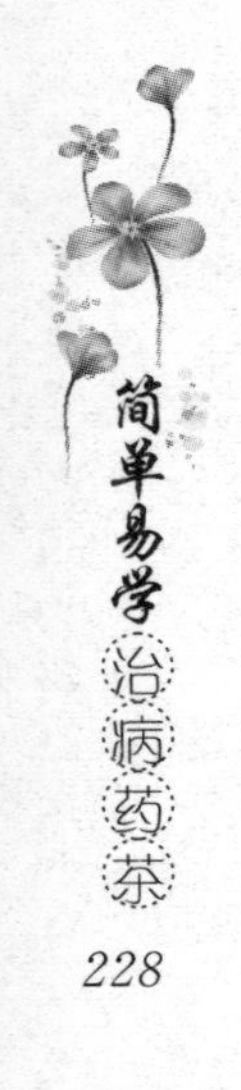

【禁忌】孕妇忌服。

【出处】《中医良药良方》。

小贴士

方中土牛膝性味苦、酸、平，功能活血散瘀、祛湿利尿、清热解毒。治脚气肿胀，关节炎，风湿痛。鸡血藤功能活血、舒筋，适用于贫血性之神经麻痹症，如肢体及腰膝酸痛，麻木不仁等。据药理研究：二药合用，祛风湿，舒经络而除痹痛。

灵仙狗脊当归茶

【配料】威灵仙 20～30 克，狗脊 15 克，全当归 10 克，怀牛膝 15 克。

【制法】原方用药 5 倍量，共研细末，混匀备用。每服取 60 克，置保温瓶中，冲入沸水适量，盖闷 30 分钟。

【用法】代茶饮用，每日 1 剂。

【功效】祛风胜湿，活血止痛。适用于：

(1)风寒湿痹阻，气血运行不畅所致肢体关节疼痛，如外伤性关节炎、良性膝关节痛等。

(2)肝肾虚弱，气血不足，兼受风寒湿邪所侵而发为腰脊疼痛，腿软乏力等症。

【禁忌】中气下陷、脾虚泄泻；因下元不固致梦遗滑精、月经过多及孕妇均忌服。

【出处】《中医良药良方》。

小贴士

威灵仙功能祛风湿，通经络等。药理研究证实：威灵仙有镇痛作用。狗脊功能补肝肾、除风湿、健腰脚、利关节，能温养肝肾。通调百脉，强腰膝，坚脊骨，利关节。怀牛膝功能补肝肾，强筋骨，药理研究证实有镇痛、扩张下肢血管作用和较强的抗炎消肿等作用。配伍能补血行血的当归，旨在补肝肾、驱风湿、利关节，使气血畅行而痹痛自除。

苡米防风茶

【配料】生苡米30克，防风10克。

【制法】上药加水500毫升，煎煮30分钟后取药汁置保温瓶中。再加水500毫升，煎煮30分钟，取药汁与先前煎药汁混匀。

【用法】代茶饮。每日1剂。

【功效】清热利湿，祛风止痛。适用于风热湿邪侵犯肢体经络，导致关节疼痛，伴有轻度发热，疼痛部位轻度肿胀。

【禁忌】孕妇慎服。

【出处】《药茶疗法》。

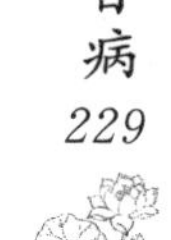

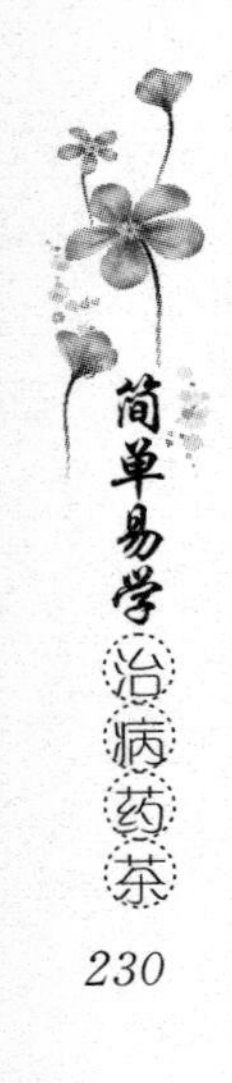

小贴士

此茶专为风热湿邪浸淫所致痹痛而设。方中苡米性味甘淡、凉，功能健脾、补肺、清热、利湿。能除湿，主筋急拘挛不可屈伸及风湿痹，除筋骨邪气不仁，据药理研究，苡米具有抗癌、抑制肌肉收缩、解热和明显的镇痛作用等。防风功能发表、祛风、除湿、止痛。药理研究证实，防风具有解热、抗炎、镇痛等作用。二药之中，苡米擅长清热利湿，防风以散风止痛见长，合之乃治疗湿热痹痛的有效方剂。

生地羌独茶

【配料】 生地 50 克，羌活、独活各 30 克，鸡血藤 40 克，当归 30 克，天麻、怀牛膝、萆薢各 20 克。

【制法】 上八味药晒干，共研细末。每服取 18～30 克，置保温瓶中，冲入沸水适量，盖闷 30 分钟后。每次饮用时兑入适量黄酒。

【用法】 代茶饮用，每日 1 剂。

【功效】 祛风胜湿，活血镇痛。适用于：

(1)气血虚弱，风寒湿邪侵袭所致的四肢关节疼痛，如风湿性、类风湿关节炎。

(2)中风后遗症出现的四肢拘挛、麻木不仁。

【禁忌】 胃下垂、月经过多者及孕妇均忌服。

【出处】《中医良药良方》。

小贴士

生地功能滋阴、养血。据药理研究，生地具有降压和抗炎等多种作用。羌活偏于祛上半身风湿，善治脊、项、头背的疼痛；独活偏于祛下半身风湿，善治腰、腿、足、胫的疼痛，同用治疗全身疼痛。天麻能“疗风去湿，治筋骨拘挛瘫痪，通血脉”。配伍能补肾、壮筋骨的牛膝；专能补血、又能行血的当归；能“活血，暖腰膝”的鸡血藤和行药势的黄酒，集养血活血、祛风除湿和补肝肾、强筋骨等功用于一体。药理研究证实，方内天麻、独活、牛膝均有明显的镇痛和抗炎、降压等作用，故本方治疗风湿关节痛和中风后四肢拘挛、麻木不仁有较好疗效。

仙灵脾茶

【配料】仙灵脾、威灵仙、川芎、桂心、苍耳子各60克。

【制法】上药共研细末，混匀备用。每服取30～45克，置保温瓶中，用沸水500毫升冲泡，盖闷30分钟。

【用法】1日内分数次饮完，每次饮用时兑入适量黄酒。每日1剂。

【功效】壮阳活血，祛风除湿。适用于：

（1）肝肾亏虚，不能温养，气血运行受阻，风寒湿三邪乘袭所致的肢体关节疼痛，痛无定处，关节屈伸不利。

（2）肾阳虚亏引起的腰部酸痛，下肢软弱无力。

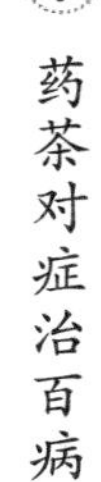

(3)中风后遗症出现的四肢不遂,皮肤麻木。

【禁忌】气虚血弱者及孕妇不宜服。

【出处】《太平圣惠方》。

小贴士

方中仙灵脾又名淫羊藿,性味辛、甘、温,功能补肾壮阳,祛风除湿。据药理研究,淫羊藿具有降压、增强机体免疫力、明显降血糖、抗炎等多种作用。桂心功能补元阳、暖脾胃、除积冷、通血脉。药理研究桂心有镇静、镇痛、解热、降压、杀菌等作用。威灵仙用于全身关节疼痛、屈伸不利,对腰膝腿脚疼痛效果更好。配伍能散风、燥湿、活血、止痛的川芎和苍耳子,全方祛风、驱寒、燥湿、活血、镇痛之力颇强。方内所用全系温热之药,最易耗阴劫气,凡大病之后气血衰弱之人应当禁用。

附　录

常用食物的功效与作用

只有将各种食物合理搭配，尽量做好食物的多样化，才能使人体得到各种不同的营养，才能满足各种生命活动的需要。正因为如此，我国现存最早的医学典籍《黄帝内经》中就设计了一套甚为适合人们饮食养生的基本食谱。这就是“五谷为养，五果为助，五畜为益，五菜为充，气味合而服之，以补精益气”(《素问·脏气法时论》)。谷果肉菜合理搭配，食谱宽广，五味俱备，各入五脏而补精气，会满足人体的营养需求，从而使体内“阴阳平衡”。具体来说，不同食物各有其不同功效。

食物 类别	功　效
谷类	玉米补中健胃，除湿利尿；黄豆补中益气，清热解毒，利湿消肿；黑豆补肾滋阴，补血明目，利水消肿；绿豆补中益气，和调五脏，清凉防暑，利尿生津；粳米补脾养胃，益气血，和五脏；糯米补中益气，温脾暖胃；小麦养心安神，益脾厚肠，补气养血；粟米补中益气，养胃益肾；高粱健脾益中，温中固肠

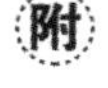
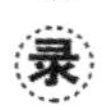
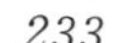

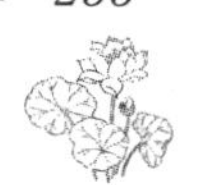

类别＼食物	功效
蔬菜类	韭菜温阳补虚，行气理血；莴笋利五脏，通经脉，强筋骨，宽胸理气；大蒜温中散寒，行气消积，解毒杀虫；大葱发表散寒，通阳利窍；胡萝卜益气生血，健胃消食，明目养肝；萝卜宽中下气，化痰消积，清热解毒，凉血生津；马铃薯健脾益气，和胃调中；莲藕健脾开胃，润肺生津，凉血清热；木耳益气补脑，润肺生津，止血凉血；香菇补气健脾，和胃益肾；海带消痰软坚，清热利水；冬瓜益气生津，清热利水；黄瓜清热止渴，利水解毒；南瓜补中益气，利水解毒，杀虫；番茄健脾消食，生津止渴，清热利尿，凉血平肝；茄子清热和血，宽肠解毒；辣椒温中散寒，开胃消食，除湿发汗
果类	杏生津止渴，润肺定喘；栗子补肾强筋，健脾益气，活血止血；西瓜清热解暑，生津利尿；梨养阴生津，润肺止咳，清热化痰；桃益气生津，活血消积，润肠通便；李清热生津，利水行瘀

常用食物养生保健作用表

食物的分类依其要求不同而有多种方法。在以往有关食疗文献中，多按其来源进行划分。这种分类方法，虽有其优点，但从保健学的要求来看，它不利于系统掌握食物保健作用的规律和特点。不同的食物具有不同的保健作用，因此，也可根据食物的保健作用分类。作为饮食保健学的食物分类，一般可从补益、温里、理气、理血、消食、祛湿、清热、化痰止咳平喘、解表、收涩等方面进行划分和归类。

类　别	常见食物
补气类	人参、山药、马铃薯、香菇、大枣、栗子、鸡肉、猪肚、猪肾、牛肉、鳝鱼、泥鳅、粳米、糯米、扁豆、蜂蜜
补阳类	冬虫夏草、胡桃仁、韭子、麻雀肉

类别		常见食物
补血类		胡萝卜、菠菜、龙眼肉、荔枝、葡萄、花生、猪肝、猪心、猪蹄、阿胶
补阴类		银耳、黄精、百合、枸杞子、松子、向日葵子、乌骨鸡、鸡蛋、鸭肉、猪肉、猪脑、牛乳、龟肉、鳖肉、鲍肉、牡蛎肉、淡菜、黑芝麻
温里类		韭菜、辣椒、鲢鱼、草鱼、肉桂、干姜、茴香、花椒、赤砂糖
理气类		橘子、荞麦、刀豆、豌豆、木香、玫瑰花、茉莉花
理血类	止血类	小蓟、藕、马兰、茄子、黑木耳、猪肠、槐花
	活血类	慈菇、桃仁、河蟹、醋、红花
消食类		萝卜、山楂、鸡肉金、麦芽、谷芽、锅焦
祛湿类	利水渗湿类	冬葵叶、茵陈蒿、荠菜、金针菜、莴苣、冬瓜、鲤鱼、薏苡仁、赤小豆
	芳香化湿类	砂仁、白豆蔻、草豆蔻、草果
	祛风湿类	海棠、鹿蹄肉、金环蛇、虎骨
清热类		水芹、椿叶、菘菜、马齿苋、蒲公英、茭白、苦瓜、黄瓜、西瓜、香蕉、甘蔗、橄榄、蚌肉、粟米、绿豆、豆腐、金银花、茶叶
化痰止咳平喘类	化痰类	桔梗、龙须菜、紫菜、昆布、海蜇头、芋、笋、丝瓜、芥菜、梨、冬瓜子
	止咳平喘类	甜杏仁、银杏、枇杷、罗汉果、柿饼、猪肺
解表类	辛温解表	紫苏叶、荆芥、香薷、生姜、葱白、白芷
	辛凉解表	桑叶、菊花、薄荷、葛根、淡豆豉
收涩类		山茱萸、莲子、芡实、酸石榴、乌梅、鸡肠、浮小麦

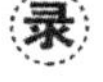